2013中科诺奖智慧健康指数报告

张 标 周邦勇 冯 晞 著

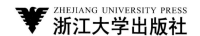

ZHEJIANG UNIVERSITY PRESS
浙江大学出版社

图书在版编目（CIP）数据

2013中科诺奖智慧健康指数报告 / 张标，周邦勇，冯晞著. — 杭州：浙江大学出版社，2014.1
ISBN 978-7-308-12294-8

Ⅰ. ①2… Ⅱ. ①张… ②周… ③冯… Ⅲ. ①城市—居民—健康—指数—研究报告—中国Ⅳ ①R195

中国版本图书馆CIP数据核字(2013)第228633号

2013中科诺奖智慧健康指数报告

张 标 周邦勇 冯 晞 著

责任编辑	樊晓燕（fxy@zju.edu.cn）
封面设计	杭州林智广告有限公司
出版发行	浙江大学出版社
	（杭州市天目山路148号 邮政编码 310007）
	（网址：http://www.zjupress.com）
排 版	杭州林智广告有限公司
印 刷	浙江印刷集团有限公司
开 本	710mm×1000mm 1/16
印 张	5.75
字 数	106千
版 印 次	2014年1月第1版 2014年1月第1次印刷
书 号	ISBN 978-7-308-12294-8
定 价	39.00元

普及健康科技知识
提高公众健康素养

张凤楼
二〇一三年七月

中国保健协会理事长张凤楼

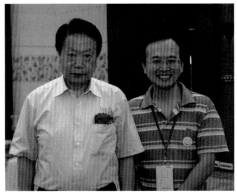

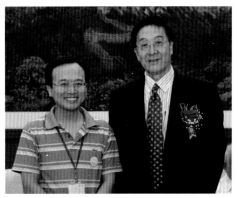

原卫生部副部长、中国健康教育协会会长殷大奎（左）
与本书作者张标博士（右）合影

中国保健协会理事长张凤楼（右）
与本书作者张标博士（左）合影

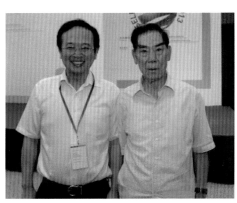

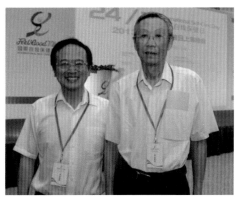

第二军医大学原政委\少将傅翠和（右）与
本书作者张标博士（左）合影

世界卫生组织上海健康教育与健康促进合作中心主任
胡锦华（右）与本书作者张标博士（左）合影

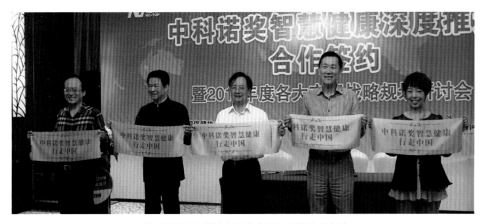

"中科诺奖智慧健康行走中国"项目正式启动
中科院老专家技术中心常务副主任魏立新（左二）、中国网消费频道主编孙杰（右一）、本书作者
张标（左一）、周邦勇（中）、冯晞（右二）

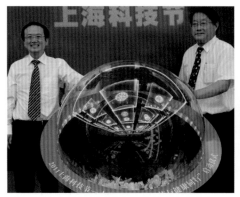

上海市老科学技术工作者协会会长陈积芳（右）
与本书作者张标博士（左）合影

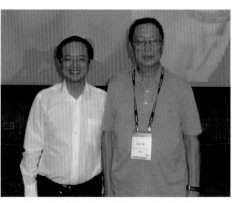

著名心脑血管专家胡大一（右）与
本书作者张标博士（左）合影

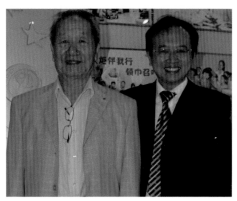

中国科学院院士张友尚（左）与
本书作者张标博士（右）合影

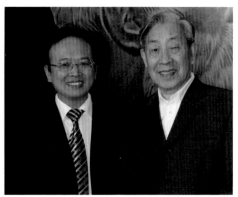

中国科学院院士沈自尹（右）与
本书作者张标博士（左）合影

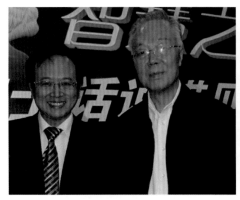

中国科学院院士杨雄里（右）与
本书作者张标博士（左）合影

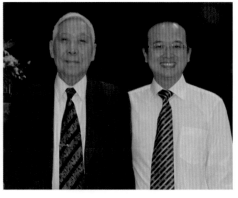

中国科学院院士陈灏珠（左）与
本书作者张标博士（右）合影

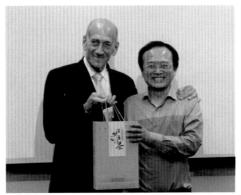

以色列前总理埃胡德·奥尔默特（左）与
本书作者张标博士（右）合影

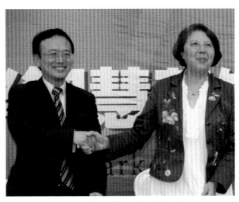

犹太精英沙拉女士（右）与
本书作者张标博士（左）合影

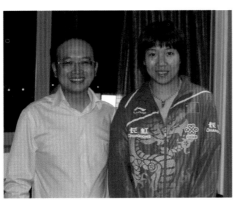

奥运冠军、乒乓球大满贯得主李晓霞（右）
与本书作者张标博士（左）合影

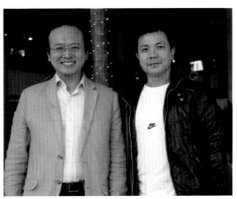

奥运冠军张湘祥（右）与
本书作者张标博士（左）合影

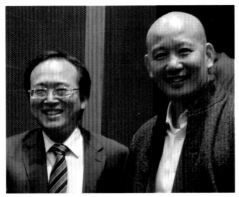

著名财经节目主持人袁岳（右）与
本书作者张标博士（左）合影

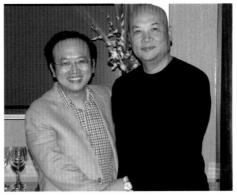

著名表演艺术家迟重瑞（右）
与本书作者张标博士（左）合影

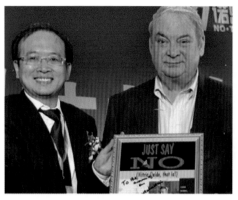

1998年诺贝尔生理学/医学奖得主斐里德·穆拉德（右）
与本书作者张标博士（左）合影

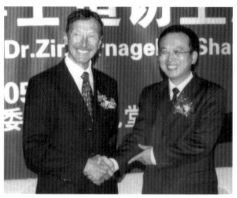

1996年诺贝尔生理学/医学奖得主罗夫·马丁·青克纳格尔
（左）与本书作者张标博士（右）合影

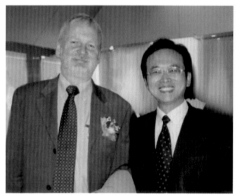

1988年诺贝尔化学奖得主哈特穆特·米歇尔
（左）与本书作者张标博士（右）合影

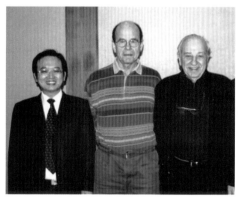

1992年诺贝尔化学奖得主马库斯（右）、
2001年诺贝尔化学奖得主巴瑞·夏普里斯（中）
与本书作者张标博士（左）合影

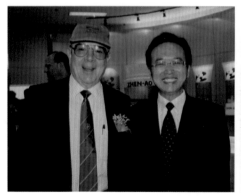

1988年诺贝尔化学奖得主约翰·戴森霍（左）
与本书作者张标博士（右）合影

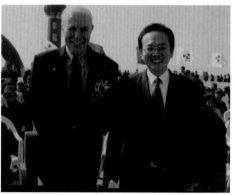

2004年诺贝尔化学奖得主阿夫拉姆·赫什科（左）
与本书作者张标博士（右）合影

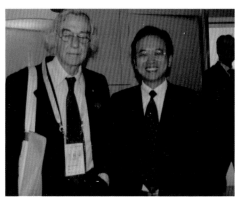

1988年诺贝尔化学奖得主罗伯特·胡贝（左）
与本书作者张标博士（右）合影

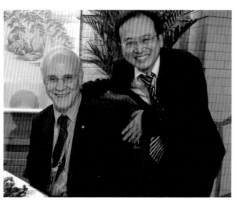

2004年诺贝尔物理学奖得主戴维·J·格罗斯 （左）
与本书作者张标博士（右）合影

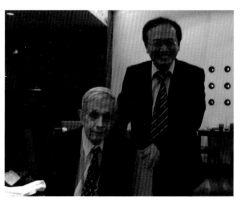

1994年诺贝尔经济学奖得主约翰·福布斯·纳什
（左）与本书作者张标博士（右）合影

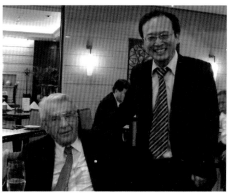

1973年诺贝尔物理学奖得主伊瓦尔·贾埃佛（左）
与本书作者张标博士（右）合影

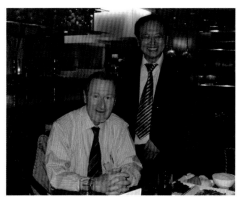

1996年诺贝尔物理学奖得主道格拉斯·奥谢罗夫（左）
与本书作者张标博士（右）合影

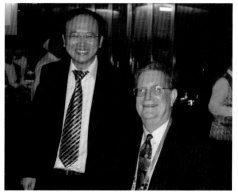

2006年诺贝尔物理学奖得主乔治·斯穆特（右）
与本书作者张标博士（左）合影

序言一
PREFACE

前卫生部副部长、中国医学装备协会会长、中国农村工作者协会会长　**朱庆生**

健康与发展是关系人类未来发展的重大命题。中国的医疗消费预计未来五年将以每年11%的速度攀升。中国目前有80%的疾病属于慢性病，慢性病占到总死亡率的75%，而且根据专家预测，2020年，慢性病死亡比例将上升到85%。广泛有效的预防和保健是节省医疗开支、提高人民生活幸福水平的有效措施。

基于以上事实，上海诺鼎生物科技有限公司本着关注社会、履行社会责任的理念，与零点研究咨询集团共同合作提出城市居民"智慧健康"概念，并构建了"智慧健康动态系统理论"，首次建立了一套科学、系统、量化的指标体系，对城市居民的智慧健康状况进行评价。同时，研究中提出的"被动健康"、"全景维康"、"健康养中"、"高知低慧"等核心概念对目前人们在健康上存在的问题进行了精炼的总结和概括，给健康界研究人士、从业者和大众提供了许多新的洞察和新的方向。

在过去的近半个世纪中，我一直从事医疗和健康工作，也见证和参与了中国医疗体制改革，非常欣喜地看到了以上海诺鼎生物科技有限公司为代表的企业对中国健康和发展的关注和投入，以及对中国老百姓的关切。智慧健康将有利于促进经济社会发展，经济社会发展又将促进人们的健康理念、健康知识、健康行为等，这是一个良性的社会循环，也是关系国计民生的大事。

智慧健康的实现单靠某一个企业是不够的，需要个人、家庭、企业、政府等多个层面的贡献和支持，诚挚地呼吁社会各界为中国的智慧健康共同努力！

朱庆生
二〇一三年七月

序言二
PREFACE

零点研究咨询集团董事长、飞马旅CEO　　袁　岳

我国人口结构不断变化，进入老龄化社会的节奏越来越快，"未富先衰"等现象层出不穷。同时，随着经济的高速发展，中年群体身处巨大的社会压力中，英年早逝的中年成功人士屡见不鲜。在此背景下，上海诺鼎生物科技有限公司与零点研究咨询集团共同推出了《2013中科诺奖智慧健康指数报告》，主要基于以下三方面原因：

其一，目前社会大众普遍对健康表示高度关注，但并未全面理解什么是真正的健康。本次研究有助于对城市居民的健康能力进行更为明确的、可衡量的公共呈现。其二，智慧健康是从理念树立到行动习惯的全周期系统工程，将其转换为量化衡量指标，有助于增强社会公众的理解与践行能力。其三，目前进入生命衰退期的老年群体更为重视积极的健康维护，但中年群体则以健康滞后、消极应对为主。通过对中国城市居民普遍的智慧健康水平调研和评价，有助于帮助更广泛的社会群体关注这一问题。

本次研究开拓性地建立了一套兼具权威性和普及性的智慧健康指标体系，并对九大城市的不同社会阶层、年龄群体、收入水平的社会居民进行了调研，从知识、动机、技能、行为四个维度描绘了中国城市居民智慧健康的现状，不仅获得了"以预防为主的理念，积极实践'四维四面'的健康标准方法"的"全景维康"等宏观发现，也取得了包括"智慧健康理念水平较高、行动水平较低"的"高知低慧"等微观洞察。

我一直倡导工作与生活的平衡，当然做到这一点是很难的，我也一直在努力实践。希望有更多的人和我一起，了解健康知识，提升健康动机，增强健康技能，落实健康行为，将健康进行到底。

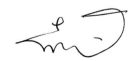

目 录

CONTENTS

第一章　核心发现　/ 1

第二章　健康新观点　/ 7

第三章　研究说明　/ 15

第一节　研究背景与目的　/ 16

第二节　研究方法　/ 17

1. 文献研究法　/ 17

2. 德尔菲专家法　/ 17

3. 焦点团体座谈会　/ 20

4. 问卷调查　/ 20

第四章　中国智慧健康指标体系　/ 23

第一节　研究过程　/ 24

第二节　指标体系　/ 25

第三节　计算方法　/ 25

第四节　理论基础　/ 26

1. 智慧健康动态系统理论　/ 26

2. 自我效能感　/ 27

3. 社会认知理论视角下的自我管理理论　/ 28

第五章　中国智慧健康现状分析 / 29

第一节　中国智慧健康的总体分析 / 30

1. 总得分分析：中国智慧健康水平处于"亚健康"状态 / 30

2. 智慧健康指数四维得分：急需健康教育和行动管理 / 36

3. 三级指标得分分析：不乏动机，匮乏知识 / 38

第二节　中国城市居民智慧健康知识现状分析 / 39

1. 生理健康知识：有广度，没深度 / 41

2. 心理健康知识：重外在，轻内在 / 44

第三节　中国城市居民智慧健康理念现状分析 / 47

1. 健康行为理念：有意愿，缺行动 / 47

2. 健康动机理念：健康的价值得到高度认可 / 50

第四节　中国城市居民智慧健康技能现状分析 / 54

1. 健康信息获取能力：信息渠道建设与教育双管齐下 / 56

2. 健康知识运用能力：信息分辨能力最薄 / 58

第五节　中国城市居民智慧健康行为现状分析 / 60

1. 生理健康行为：自信乐观，方法单一 / 62

2. 心理健康行为：中年群体需关注 / 66

附　录 / 72

参考文献 / 75

后　记 / 77

第一章

核心发现

KEY FINDINGS

探寻中国城市居民的健康状况与如何得以实现的路径,对于我们今后的社会发展具有重大的意义。本次调查对九大城市的不同社会阶层、年龄群体、收入水平的社会居民进行了调研。通过对本次调查的分析与总结,我们概括了 "高知低慧"、"被动健康"、"工作健霾"、"保健分裂"、"盲目保健"五大核心发现。研究结论显示中国城市居民在健康意识上有较大提高,但在健康技能、健康行为等方面尤为不足。

核心发现一　高知低慧

"高知低慧" 概括了城市居民在健康方面的 "虚假智慧"——在智慧健康得分中理念高,行动低的现象,反映了社会公众亟须健康教育及提升自我的健康行动管理能力。

从智慧健康指数的四个二级指标来看,健康理念的得分最高(71.47分),健康技能的得分最低(64.16分),健康知识的得分(68.32分)高于健康行为的得分(67.21分)。显然 "知" 的得分均高于 "行"。

在目前这个阶段,人们将健康知识和健康理念转为健康技能的水平十分欠缺,而落实到具体的健康行为上的执行力仍然有待提高,需要社会、政府给予更多的教育。 健康天天想,行动紧跟上。

要提高健康技能首先要落实在正确获取健康信息及正确运用健康知识上。目前社会公众对健康信息的获取仍然以媒体为主要的信息源,但由于媒体的复杂性以及社会公众辨别知识的能力局限等多重原因,需要政府、媒体、高校、相关健康机构等给予更多的健康教育,承担起应有的社会责任。

健康行为的得分低于健康理念和健康知识的得分反映了居民亟须要提升自我的健康行动管理能力,在自我管理难以执行或失效的情况下,需要借助外界的力量来进行施压,进而提升自我健康状况。这也为健康产业的健康管理提出了更高的要求,同时也昭显了新的机会。

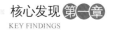

核心发现二　被动健康

被动健康体现了中国社会和个人目前在健康方面主动性不足，以应激性反应为主要行为模式。呈现出"全民被动"的健康现状。天上不会掉健康，越早维康越命长。

从社会健康角度来看，经济快速发展的同时伴随着环境迅速恶化的后果，但面对环境恶化的巨大压力，社会呈现出政府和公众双重被动的状况。政府和社会公众的关注重点集中在已出现的环境健康负面新闻方面。一方面政府致力于被动地应对补救已发生的健康恶性事件；另一方面公众只对已造成重大健康影响的社会环境问题表达愤怒或哀叹的情绪，而如何主动地防患于未然，积极提出提高环境健康基础的预防性措施则很鲜见。

在个人健康方面，中国城市居民呈现出"复合被动"的现象。虽然健康知识水平普遍较高，但在日常生活模式中表现出较多的被动状况，具体表现为：行为被动，很少主动定期保健锻炼；年龄被动，直到年老体衰才开始关注，设法补救；中年被动，忽视中年人健康的重要性，直到身体指征出现严重恶劣状况才会真正采取行动；家庭被动，家庭集体保健和建立家庭保健档案者寥寥无几。居民对自我的健康措施呈现出对显现疾病的被动应对性和应激性特征。

虽然自然社会环境对于个体健康具有重要的影响作用，但在外界环境短期内难以明显优化的现实下，是否能够在个人影响力可及的范围内改善健康状况，成为个体健康差异的关键因素。目前我国城市居民仍普遍依赖政府部门和所属单位组织在居民健康方面所作的努力，却忽视个人在健康方面的主动性。这样相对被动的行为模式可能进一步损害个人的健康利益，亟须得到改变。

核心发现三　工作健霾

在竞争日趋激烈，分工日趋加强的职业生活中，工作环境和工作习惯的健康威胁如城市雾霾一样，时时环绕在中国城市居民身边。工作健康威胁看似引起了社会各界的普遍关注，但人们对工作健康危机的严重程度和真正有效的防范改善措施，却实际上仍陷入麻木不仁的迷雾之中。工作生活再多忙，事业健康两不忘。

工作健康的潜在威胁突出表现在工作环境健康威胁和工作行为健康威胁两个方面。职场人士每日至少有三分之一的时间在工作环境中度过，本次研究亦显示中国城市居民普遍认为单位应该对工作健康负责任。但对于如何了解自己工作环境中可能存在的空气污染、光污染、电磁污染等健康威胁的严重程度，以及如何采取有效措施应对办公室装修所致的甲醛超标、大量办公设备耗材密集分布导致的电磁辐射等"健康炸弹"，缺乏健康技能和切实行动。

在被动应对工作健康威胁不力的同时，中国城市居民在主动的工作健康行为方面也表现消极。研究显示，公众虽然对于职业健康的关注程度高，但在用眼卫生与职业病预防等具体健康行为方面得分偏低。日常生活中的工作健康现状亦是如此，烟民在办公楼吸烟影响自己和他人健康，单位提倡的工间操往往"雷声大雨点小"，单位福利体检成为员工唯一评估自己身体的契机……表面看来，对自我工作健康关注不足是由于工作压力大、办公节奏快，但事实上还是源于动机的不足、技能的缺乏，导致行动力的低下。

随着生命工作时间的逐渐延长，工作与生活的逐渐融合，职业健康对于现代人的意义越发重要。清华大学曾有格言："为祖国健康工作五十年"。每个职场人若想为自己、为家人、为社会健康工作，需要从现在开始真正将工作健康置于与工作成就同等重要的地位，采取有效措施保持工作过程中的身心健康，方能挥别健康威胁的阴霾，迎来自我可持续发展的晴日。

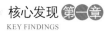

核心发现四　保健分裂

　　"保健分裂"指国人在保护健康方面采取的综合性措施虎头蛇尾,智慧匮乏,缺保少健,处于分裂状态。保健要科学,健康好结果。

　　保健离不开养生,养生离不开习惯,习惯离不开锻炼和修习。本研究发现,国人在保护健康上不乏动机,但缺乏知识,更缺乏行动管理。换言之,"保"态高调,行动低调,"健"果跑调。保健分裂首先是健康言行与健康结果之间的分裂,这无情地指出国人保健养生意愿良好,夸夸其谈,但为保健养生、延年益寿而付诸行动的锻炼和修习时有时无,持之失衡,结果导致国人亚健康状态盛行,保健分裂。

　　其次,保健分裂体现在个体健康与大众健康的分裂。传统社会中,关怀个体健康的责任属于大家族乃至地缘共同体。而在现代社会中,关注个体健康已经上升和包涵了大众健康,也就是说健康关怀是全社会的责任,包括医疗保健、运动健身、精神卫生等责任。然而,本研究指出,个人对自身健康的关注虽然不尽如人意,但社会对全民的健康关怀更加有待改进,比如企业对员工职场的健康关注,政府对预防为主健康的政策支持,媒体对智慧健康的传播和宣传等。个体健康与大众健康的和谐一致,相互辅助,动员全社会为全民的智慧健康而共同努力的任务仍然任重道远。

　　再则,保健分裂凸显了健康行动与健康时间选择的分裂。儿童保健过度,老年保健被动,中年保健滞后。这三者中分裂最严重的是中年群体分裂症。中年群体对健康的消费意识、消费理念、消费行为、消费能力、消费文化都代表了时尚健康的新元素,然而表现最差强人意的是消费时间的严重被动滞后。中年群体行动与时间的分裂源于健康的意识强劲,知识渴望,但没有把对健康的追求上升到信念,所以很难为之付出时间和精力。一旦身边发生了英年早逝的案例、发生了身体被检测出不祥症状、发生了自己卧床病倒的情况,中年群体方才意识到健康保健提前的重要性。

　　保健分裂是国民健康的慢性杀手,与我们朝夕相处,是我们亟待摒弃的"老友"。本研究希望全社会,特别是被遗忘的那批急需保健的成功中年群体,保健要团结,不要分裂;保健要意愿,更要信念;保健要知识,更要行动;保健要有方,更要行动;保健要技能,更要结果。

核心发现五　盲目保健

"盲目保健"指国人在心身保健领域习惯思维和采取行动多依赖于个人的习惯秉性和盲目知识，而非科学的理性思维和保养举措。盲目保健不科学，瞎子摸象不能学。科学保健好习惯，智慧健康记心田。

在经济状况富裕的今天，国人一方面重视健康，重视保健，但另一方面取之错道，用之欠方。本研究发现，国人在健康技能方面得分偏低，即如何科学地使用保健常识方面技能贫乏，比如购买食品和保健用品鲜有人们会看产品成分、看科技含量、看规范产地、看研发实力、看是否合乎自己等，往往取之错道。再比如许多人经常喝矿泉水、纯净水、蒸馏水、天然泉水或吃各种维生素，但搞不清不同饮用水的区别或各种维生素的功能，多受广告和各种虚假宣传影响，普遍存在盲目性。如果说水盲多于文盲，一点都不夸张。

智慧健康就是提倡国人在追求保养保健的时候要首先树立预防为主的健康理念，把这种理念上升为信仰，愿意为健康付诸行动，但一定要掌握科学的技能，保证健康的生活来自可靠的渠道。这就需要国人学习正确的保健常识，根据个性需求有针对性地保养自我，在选择任何健康产品、健康服务、健康投资时都要心知肚明，心中有数，避免人云亦云，杜绝盲目保养。

智慧健康倡导科学保健。科学保健需要知识更新。学习知识要见诸行动。见诸行动要有正确技能，这是一个智慧保健的科学循环，要天天讲，日日做，养成一种良好的生活习惯。这样，国人的养生保健就会更加理性地健康发展。

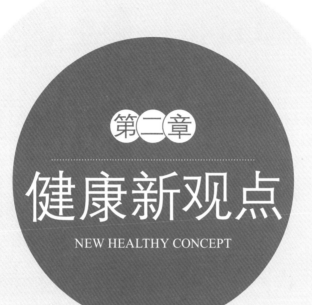

第二章

健康新观点

NEW HEALTHY CONCEPT

"五大核心发现"高度概括了中国城市居民的健康状况，总结分析指出目前社会大众普遍对健康表示高度关注，但并未全面理解什么是真正的健康，针对此种情况我们在此提出"健康养中"、"公信健康"、"全景维康"、"健康信仰"等维护和促进健康的新观点、新理论。

健康新观点一　健康养中

"健康养中"提出一个全新的健康理念和对象：最需要智慧健康的人群是身体过度透支和身体处于亚健康的中年人。对于健康，这批人是高知低慧、高言低行、健康被动、健康滞后，尤其是事业有成的中年人。中年不健康，老年难赔偿。

世界卫生组织的一项调查表明，全球真正健康的人仅占5%，病人占20%，75%的人处于亚健康状态，其中中年人是亚健康的高发群体。健康是指身体上、心理上和社会适应上的完好状态，是指人在气质、性格、情绪、智力等方面的完好状态，它要求人的社会活动、人际关系、生活方式正常。

上海诺鼎生物科技有限公司与零点研究咨询集团联袂共同研究的"中科诺奖智慧健康指数"与世界卫生组织调查的相似结论值得关注：中国的健康透支和亚健康人群接近60%。 在中国社会新阶层中，身体健康处于健康透支和亚健康状态的庞大群体是事业压力、经济压力、精神压力最大的中年群体。而处于这三座压力大山之巅的又恰恰是中年群体中的佼佼者：成功人士、著名人士、高薪人士、辉煌人士。然而，与他们的社会地位极不协调匹配的是他们的健康知识偏高、健康理念真空、健康行为微弱、健康技能贫乏。

健康高知反映了中年群体从理论上来讲是关心健康的，常常高谈阔论健康的常识与重要。但健康理念的真空无情地在健康知识与信仰健康之间竖立了一道真空墙，即对健康知识的认知没有上升到理念认同的层面，不愿意为之付出，所以导致了健康行为微弱，更谈不上科学掌握健康的技能。中年群体正常健康的生活方式被超负荷作业、过度疲劳、睡眠不足、应酬过多、营养过剩、运动欠缺、心理不健康及外环境影响严重替代。

中国目前的健康状况呈现一幅不和谐的画面：上有养老，下有养小，唯独"养中"缺少。中年群体的社会形象是高收入、高地位、高社交、高辉煌、高压力，然而中年群体的健康形象是低信念、低情商、低行动、低技能、低保健。这种中年健康高低不平的尴尬局面值得全社会关注，特别是值得中年群体的自我关注与行动。行动实践需要创造新动力，新动力需要新群体来推动，新群体亟须探索寻求新保健模式。健康关系人人，需要全社会共同努力创造一个倡导并实践智慧健康的文化与环境。

健康新观点二　公信健康

公信健康体现了目前社会大众在获取健康信息的渠道和内容方面呈现出的权威缺失和公信力困境问题。健康靠科学，公信广传播。

目前，在社会大众健康行为的全周期中都体现着公信健康的缺失。就健康信息传播流程而言，健康信息的信息源、健康信息的传播渠道、健康行为的效果评估等环节均存在着"权威缺失、鱼龙混杂"的现象；就健康信息内容而言，大众传播渠道中充斥着各种目的各异、良莠不齐的所谓的健康理念、健康知识、健康服务和健康产品。健康信息传播流程和传播内容双方面的公信缺失，导致社会公众无所适从，甚至被误导，以致产生严重的健康危机。

上海诺鼎生物科技有限公司与零点研究咨询集团共同进行的中国城市居民智慧健康指数研究发现，目前社会公众对健康信息的获取仍然以媒体为主要的信息源，但由于媒体的复杂性以及社会公众辨别知识的能力局限等多重原因，普通民众很难有足够的力量改变这种信息不对称的局面。社会公众可接触到信息渠道十分狭窄，健康知识和意识的启蒙教育十分欠缺。中国城市居民获取健康信息的成功率较低，对自己辨别健康信息真假能力的信心不足。面对大众媒体渠道中的海量健康信息，普通民众没有足够的时间精力与专业知识素养进行甄别筛选。民众往往会抱着"宁可信其有不可信其无"的态度对待良莠不齐的各类信息，因此而遭受损失的现象时有发生。

在目前公信健康缺失的情况下，社会需要政府、媒体、高校和权威健康机构在大众传播渠道和公共领域加大信息传播力度，相关企业也应重视建立在科学医学理论和顾客真实体验基础上的产品，减少社会大众的健康知识技能获取成本，以解决目前健康信息的公信力困境。

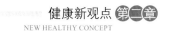

健康新观点三　全景维康

　　"全景维康"提倡动员全社会用智慧健康的力量来维护和提升全体公民的健康水平。智慧健康崇尚以预防为主的理念,积极实践"四维四面"的健康标准与方法,即从健康认知、健康理念、健康行为、健康技能四个维度和个人、家庭、组织、政府四个层面来推动中国智慧健康的普及与发展。

　　正确的健康认知应该与日常的生活紧密关联。本研究表明,人们对健康常识的误知与无知与他们的经济收入和生活水平的大幅提升不成正比。比如,大多数人分不清矿泉水、纯净水、天然水、矿物质水、纳滤水之间的区别,水盲远比文盲严重。再如,很多人并不知道脑血管疾病每年以接近9%的速度快速增长,已超过癌症和心脏病,成为中国第一死亡原因。也有不少人津津乐道健康保健,然而多为伪健康君子。因为真正健康的人不仅健康知识丰富,而且能把健康知识上升为健康信念,为之信仰、为之崇拜、为之付出,因为身体健康重于一切。

　　有了健康知识,有了追求健康的信念,随之而来的就是健康行动。本研究发现国人的健康令人担忧,其中一个主要原因是对健康的高知低行,健康理论一大套,健康行动看不到。最后一个健康维度是人们对健康技能的了解和运用,得分甚低。智慧健康需要从上述四个维度出发,不仅知,且信,再则行,后则技,做到这些,国人的健康水平一定会有新的提升。

　　此外,全社会还需从个人、家庭、组织、政府四个层面来维护四个维度的智慧健康动态系统。个人健康首先要主动健康,提前健康,预防为主,自我管理。家庭健康需要建立健康档案,相互监督鼓励智慧健康在日常生活中的点滴兑现。组织健康需要所有单位有责任、有义务定期提供全员健康培训,宣传倡导智慧健康标准,保障工作健康环境。政府健康则需从政策、教育、媒体、环境、宣传等方面加大力度支持智慧健康新内涵、新方向、新行动。只有全社会的共同努力,智慧健康的愿景就能在更大范围和更快速度地得以实现。全景维康靠人人,人人维康靠智慧。 智慧健康为人人,人人康健家家惠。

健康新观点四　健康信仰

健康信仰，指从身、心、灵各个层面关注健康，采取健康行动，并且积极传播健康。

研究表明，许多人将健康放在口头上或者一瞬间的念头里，没有将健康上升为信仰，这是目前环境恶化，垃圾食品、有毒食品、假药、假保健品横行，慢性病出现"海啸"、"井喷"现象的重要因素。

健康信仰不仅仅是自己自觉践行健康和环保，珍惜生命，关爱生命，热爱生活，远离疾病和污染，追求健康长寿，更包含为全人类的健康和环保而奋斗。有健康信仰者积极宣传健康和环保，积极反对环境污染、垃圾食品、有毒添加物；帮助别人树立健康理念，培养健康意识，掌握科学保健和健康方法，共同实现健康。他们通过健康信仰使自己的精神得到愉悦和满足，得到升华。

从2009年原国家卫生部在全国组织的健康素养调查和本次调查来看："健康素养"调查显示仅有6.48%的人符合要求，也就是说100人中不足7人具备健康素养；"智慧健康"调查则发现城市居民"高知低慧"、"被动健康"、"工作健霾"、"保健分裂"等情况。调查结果还显示了目前健康产业出现的一些制假售假、夸大宣传、缺乏职业道德等现象：一是表现为不珍惜生命、不热爱生活，自私、无责任感；二是只认钱，失去良知，无道德底线。二者的表现和发生归结起来，其根源是无信仰，无健康信仰！

健康信仰有利于提高中华民族的健康素质，提升生活和生命质量，实现中国人健康长寿的"百岁梦"。健康信仰能打击和消除"魔鬼"，是健康产业中宣扬和推崇的天使，是促进产业健康发展的根与魂。为了自己的健康，为了人类美好的明天，树立健康信仰刻不容缓，人人都必须将健康上升为信仰。

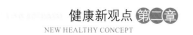

为了系统、科学地推动中国城市居民健康状况的改善与发展，我们的目标是在中国打造一个智慧健康标准体系，制定智慧健康评价方法和智慧健康评估体系，从而帮助人们实现健康。

智慧健康指标体系

"智慧健康"是指社会公众具有进行自我健康管理的能力，可以让个体理解、获取健康信息并作出正确决策以保持良好的健康状态。"智慧健康"的三个核心要点为：以预防为主的健康意识，主动的健康理念和行为，重点关注中老年人的健康。

近年来，有关医疗改革和民众健康的话题频频见于媒体。据调查，中国人的医疗费69%花在慢性病上，慢性疾病导致的死亡占总死亡率的80%，而慢性病完全可以通过预防行为来进行改善和降低风险。

基于社会的健康现状，上海诺鼎生物科技有限公司本着关注社会，履行社会责任的理念，与零点研究咨询集团共同合作提出城市居民"智慧健康"概念，并构建"智慧健康动态系统理论"，基于理论基础，首次建立一套科学、系统的、量化的指标体系对城市居民的智慧健康状况进行评价。智慧健康动态模型由健康知识、健康理念、健康技能与健康行为四大核心元素，也即是评价指标体系的一级维度。

2013年中科诺奖智慧健康指数（NISH）得分为67.2分，处于智慧健康的第二阶段"亚健康"，总的来说，健康知识和健康理念发展到一定水平，但是健康技能未能跟上，健康的行为能力低，仍需良性、有序发展。

智慧健康指数为综合衡量一个居民健康状况和健康水平提供了一个新视角和新维度，是属于整个提高全民健康水平的研究，进而导向大规模运动的一项工作，有助于提高居民健康水平。全民主动全民康，告别被动亚健康。

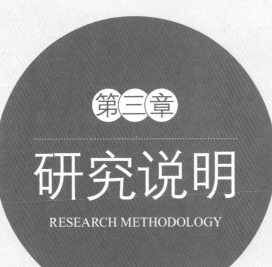

第三章

研究说明

RESEARCH METHODOLOGY

第一节　研究背景与目的

近年来，社会各界不约而同地将衡量社会进步的标准由宏观的GDP逐渐转变为关注每个微观的人的生活质量和幸福感。而身心健康程度则是每个人生活质量水平中最为基础和重要的部分。就宏观角度而言，人民的身心健康程度直接影响着国家的整体竞争力；就微观角度而言，每个人的身心健康程度直接影响着自己和家人的日常生活的幸福程度。

身心健康是每个人最为重要的期待之一。但无论是医学研究者，还是社会大众，大多更为关注"身体现状的健康程度如何"的事实本身，以及失去健康后的治疗补救方式，而在日常生活中获取维护健康机制这样更具本质性和探索价值的论题，则并未成为健康领域的关注焦点。面对社会大众对健康的渴望和内外健康威胁日益严重的现状，中国城市居民智慧健康指数研究将重点关注民众获得健康的心理机制和能力，力图为了解中国城市居民获得健康的动态过程及水平提供新的研究视角和发现。

本研究基于国内外对健康获取维护机制的理论和既有研究，以科学的指数研究方法为基础，建立了一套居民智慧健康指标体系，对中国城市居民智慧健康能力状况进行系统全面的评估，并为倡导全新的全民健康生活模式提供帮助。

第二节 研究方法

本研究采用了定量方法和定性方法相结合的方式,共有文献研究法、德尔菲专家法、焦点团体座谈会和问卷调查四种研究方法(见图3-1)。

文献研究	德尔菲法	焦点团体座谈会	问卷调研

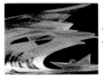 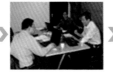 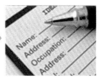

初步资料分析:　　**构建健康指数体系:**　　**获取定性资料:**　　**获取定量数据:**

获取研究资料　　　　指标体系　　　　　　理论框架搭建　　　　问卷执行

提出研究假设　　　　核心元素　　　　　　定量问卷测试语句　　数据整理

内部头脑风暴　　　　指标权重　　　　　　　　　　　　　　　　数据分析

　　　　　　　　　　　　　　　　　　　　　　　　　　　　　报告撰写

图3-1　本次指数研究使用的方法

●●●1. 文献研究法

文献研究法是指根据特定研究目的或课题需要,在全面了解项目的研究目的、主要研究内容、预计项目研究发现后,通过查阅多方来源的文献,在占有可靠资料的基础上,提出并印证假设,形成核心观点的研究方法。文献研究是人文社会科学最基础的研究方法,同时也是其他社会学研究方法的基础。在本次项目中,项目研究人员首先对指数编制的理论方法、健康理论体系、我国城市居民健康现状等三个方面文献资料进行了研究,以确定整体研究过程的科学客观性,同时对后续的指数研究提出基础性假设。

●●●2. 德尔菲专家法

本项目指标体系的建立主要采用德尔菲专家法,征求了与健康相关的各界专家的意见，对中国城市居民智慧健康指标体系和权重进行了多轮评议，最终确定了智慧健康指数的指标体系和权重分布。

（1）德尔菲专家法简介

德尔菲专家法的本质是利用专家的知识、经验、智慧等无法数量化的、带有很大模糊性的信息，通过通信的方式进行信息交换，逐步地取得较一致的意见，达到科学研究的目的。在选择的专家名单中，专家的情况各不相同，有专业、水平、年龄、职务、性格、社会背景等诸方面的差别，这些都会影响他们对某一问题的认识，从而保证问题得到多样性的解答和观点的中立性。

德尔菲专家法的主导原则

◎ **领域** 确认对本领域发生影响力的专家种类；

◎ **数量** 足以全面体现不同类型专家的意见；

◎ **意见** 仅以专家资历与经验选择，不以其意见偏向选择；

◎ **表达** 匿名互动。

德尔菲专家法的主要适用范围

1）创新的，新颖的，从未有人做过研究且无可参考对象的；

2）有较为复杂的、分歧的意见，如竞争力评价标准；

3）快速的，需要快速做出评估的，如商业定价；

4）强调权威性和科学性的，如环境发展水平评价。

本研究的德尔菲专家组成原则

依据本项目需求，本研究的德尔菲专家组成原则为包含来自医学研究领域、医疗实务领域、健康商业领域、研究咨询领域四个方面的代表，将学术理论研究和中国健康实践进行有机的结合。

德尔菲专家名单：

赵百孝　北京中医药大学针灸学院教授、院长

张　标　上海诺鼎生物科技有限公司董事长

宋海峰　颐年康盛健康管理公司董事长

魏　跃　卫生部中国健康教育协会常务理事

黄允瑜　北京中医药大学东直门医院营养科主任

王明华　副教授，新时代健康医学和健康云服务联盟负责人

谢汝石　中山大学附属第六医院综合病区主任

袁　岳　零点研究咨询集团董事长

冯　晞　零点研究咨询集团高级副总裁、零点国际研究院院长

（2）德尔菲专家法操作流程

德尔菲专家法的操作流程如图3-2所示。

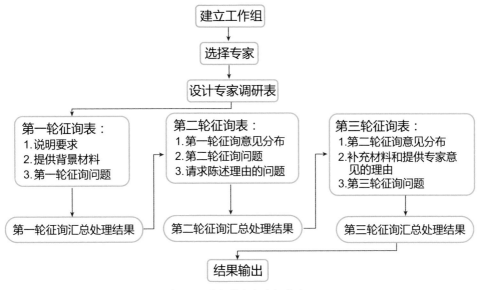

图3-2　德尔菲专家法操作流程

依照此流程，本研究的德尔菲专家法实施分两个阶段：

第一阶段为中国城市居民智慧健康指标体系征询阶段，由项目组向专家发送指标体系框架初稿，征询各位专家的意见。获得第一轮反馈之后，综合考察专家意见，调整指标体系，之后进行第二轮专家意见征集。专家对修改后指标体系进行第二轮意见反馈。项目组在前两轮反馈意见的基础上，进行第三轮意见征询。通过三轮意见征询及指标体系调整，各位专家意见基本趋于一致。最终形成各位专家共同认可的指标体系。

第二阶段在形成各位专家一致认可的智慧健康指标体系后，由专家为指标体系内各级指标权重赋值，取各位专家权重的均值得到最终的各指标权重。

●●●3. 焦点团体座谈会

焦点团体座谈会通常是将6~10个人聚到一起,在一个主持人的引导下对某一主题进行深入讨论。焦点小组调研的目的在于了解和理解人们对于这一主题的看法以及影响其看法的背后的原因。焦点团体座谈会不同于一问一答式的面访。因为是多人讨论,在有经验的主持人的主持下,焦点团体的受访者互相之间能够产生互动作用,一个人的反应会成为对其他人的刺激,这种互动作用会产生比同样数量的人做单独陈述时所能提供的更多的信息。焦点团体座谈会研究是定性的、指导性的。如果要获取定量的信息,通常要在焦点团体座谈会之后结合大样本调查。通过焦点团体座谈会找到一个问题的相关影响因素,而通过大样本调查找到这个影响因素定量的影响程度。

在本次项目中,项目组共在北京和上海召开了两场焦点团体座谈会,就不同人群对智慧健康的理解、日常健康相关观念行为等与指数相关的内容与中年和老年群体进行沟通,并为指数问卷测试语句提供依据。

●●●4. 问卷调查

问卷调查法是指运用统一设计的问卷向被选取的调查对象了解情况或征询意见的调查方法,通过后期的数据处理分析,可以以量化的数据来阐释和支撑研究问题。

(1)调查区域与样本量设计

1)城市

选取北京、上海、广州、济南、武汉、杭州、沈阳、西安、成都9个城市,每个城市访问90个样本,城市总共完成样本890个。

2)配额要求(各城市)

● 年龄 青年(20~40岁)30名,中年(41~59岁)30名,老年(60~75岁)30名。

● 性别 按照2011中国人口普查性别比结果,每个年龄群体配额为男16个样本,女14个样本。

● 收入 56岁以下群体按家庭年收入2万~5万、5万~15万、15万~50万、50万以上平均分布;56岁以上群体按家庭年收入1万~2万、2万~4万、4万~6万、6万以上平均分布。

（2）调查对象

1）高中及以上学历；

2）城镇户口，在本地居住3年及以上；

3）过去六个月内没有参加过任何形式的市场调查活动；

4）本人及家人不在相关行业工作（市场调查、媒体、统计局等）。

（3）调研方法

1）本次调研方式采用实地拦截调研方法，由接受过零点公司基础培训及项目专项培训的访问员进行面对面问卷访问。

2）本调查在所有问卷回收后，经过复核编码工作，资料采用Epidata软件录入计算机，经过逻辑查错形成最终数据库。使用SPSS 13.0统计软件进行分析，显著性检验P值取<0.05。

3）本调查问卷回收后，进行了督导问卷卷面审核、电话复核、计算机查错复核三轮问卷质量复核工作。

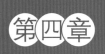

第四章

中国智慧健康指标体系

HEALTHY INDEX SYSTEM

第一节　研究过程

中国智慧健康指标体系的构建主要通过三个大步骤进行：第一步是通过案头研究，整理出初步的指标体系框架；第二步是通过德尔菲法专家法确定指标体系框架和指标权重；第三步进行指标体系的调整和修改，最终形成了智慧健康指标体系（见图4-1）。

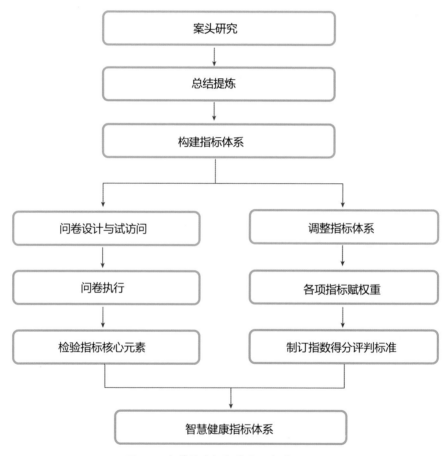

图4-1　智慧健康指标体系研究过程

第二节　指标体系

智慧健康指标体系包括四个一级指标、八个二级指标,从知识、理念、技能和行为四个层级来构建智慧健康。

	一级指标	二级指标	三级指标
智慧健康指数	**健康的知识** 涵盖普通公众在现代生活中应当了解的以预防为主的生理健康知识和心理健康知识,包括日常工作、生活中有关的健康知识等。	生理健康知识	生活有关生理健康知识
			工作有关生理健康知识
		心理健康知识	自我心理调适
			社会适应性
	健康的理念 指个人是否正确认识健康并及时调整机体的生理、心理状态以适应环境变化来维护健康,包括对健康重要性的认识、对健癒状态的理解、行为倾向性等。	健康行为理念	
		健康动机理念	
	健康的技能 包括在医疗环境下执行基本的阅读和计数等相互影响的一系列能力;在日常生活中能有效地获得所需的健康信息,并采用批判思维分析健康信息,丰富健康知识,更新健康理念,运用到日常事件和生活中等。	健康信息获取能力	
		健康知识运用能力	
	健康的行为 个体为维持健康或促进健康,达到自我满足、自我实现而采取的包括健康责任、运动和锻炼、人际关系、压力应对、自我实现、营养等行动。	生理健康行为	日常生活健康行为
			工作健康行为
		心理健康行为	自我心理调适
			社会适应性

第三节　计算方法

中科诺奖智慧健康指数得分等于各个一级指标的实际得分与相应权重乘积之和。各个一级指标的得分是通过相应二级指标得分与其权重乘积得出的。同样,二级指标得分是通过相应的三级指标得分与其权重乘积算出。二级和三级指标的权重通过德尔菲专家法获得。

$$T = \sum_{g=1}^{y} \left[\sum_{k=1}^{x} \left(\sum_{j=1}^{n} b_j \right) a_k \right] t_g$$

式中：

    T——智慧健康指数总得分；

    t_g——第g个一级指标（包括健康的知识、健康的理念、健康的技能和健康的行为元素）得分对应的权重；$g=1,2,3,\cdots,y$；

    a_k——第k个二级指标（生理健康知识、心理健康知识、健康行为理念等8个元素）对应的权重；$k=1,2,3,\cdots,x$；

    b_j——第j个三级指标（和生活有关的生理健康知识、和工作有关的生理健康知识、自我心理调适等元素）得分对应的权重；$j=1,2,3\cdots,n$；

    本指标体系中的二、三级指标权重（a_k和b_j）是通过三轮专家德尔菲方法得出的；四、五级指标权重是通过计算每个四、五级指标的公共因子的贡献度计算得出（公式如下）：

$$\lambda_i = \sum_{j=1}^{k} a_{ij}^2$$

式中：a_{ij}为第i个成分和第j个变量的相关系数；k为取的因子个数。

第四节 理论基础

●●●1. 智慧健康动态系统理论

    智慧健康是指社会公众具有进行自我健康管理的能力，可以让个体理解、获取健康信息并作出正确决策，以保持良好的健康状态。

    本次研究首次提出智慧健康动态系统理论，如图4-2所示。

    智慧健康动态模型由健康知识、健康理念、健康技能与健康行为四大核心元素组成，并遵循两大基本原则。

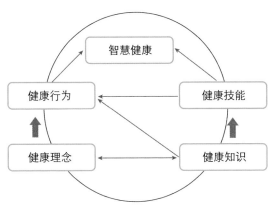

图4-2　智慧健康动态系统理论

（1）四个元素不处于同一层面，是一个动态过程

从个体了解健康知识起始，以理解和了解作为衔接纽带，将健康知识转化为健康理念及健康技能，并通过正确运用健康行为以促进自身健康，构成一系列"动态"过程。

（2）智慧健康系统的运作来自系统内部四大元素之间的相互作用

健康知识、健康理念、健康技能和健康行为之间的互动是智慧健康系统运作的动力来源，有且只有四个核心元素进行良性互动，智慧健康系统才可以有序、良性地运转。

●●●2. 自我效能感

自我效能感（perceived self-efficacy or sense of self-efficacy）是指人们对自己实现特定领域的行为目标所需能力的信心或信念，是由A.Bandura于1977年提出的概念。其作用主要有三个方面：

首先，自我效能感影响人们的行为选择。日常生活中，人们时时处处都不得不对于怎样行动以及持续多长时间做出决定。一个人对自我效能的判断，部分地决定于其对活动和社会环境的选择。人们倾向于回避那些他们认为超过其能力所及的任务和情境，而愿意承担并执行那些他们认为自己能够干的事。影响人们选择的任何因素都会对个人的成长造成影响。在行动中，积极的自我效能感培养积极的承诺，并促进胜任能力的发展。

其次，效能判断决定着人们将付出多大的努力以及在遇到障碍或不愉快的经历时将坚持多久。自我效能感越强，其努力越具有力度，越能够坚持下去。当被困难缠绕时，那些对自己能力怀疑的人会放松努力，或完全放弃，而具有很强自我效能感的人则以更大的努力去迎接挑战。

第三，自我效能感影响人们的思维模式和情感反应模式。自我效能感低的在人与环境发生作用时，会过多地想到个人的不足，并将潜在的困难看得比实际上更严重。这种思想会产生心理压力，使其将更多的注意力转向可能的失败和不利的后果，而不是如何有效地运用自己的能力去实现目标。有充分自我效能感的人则将注意力和努力集中于情境的要求上，并会被障碍激发出更大的努力。

将该理论应用在智慧健康指数研究中，主要体现在社会公众对自我在健康技能、健康知识和健康行为方面的效能进行自我评价，以此来推断健康的自我效能是如何影响最终的健康行为的。

●●●3. 社会认知理论视角下的自我管理理论

班杜拉（Bandura 1977,1986,1997）将个体的认知、行为及其所处环境放在了一个动态的系统中进行考察，得到了三元交互作用系统（triadic reciprocal determinism）。

个体的活动是认识、行为和环境三个变量不断相互作用的函数。个体对外在影响的反应有消极的也有积极的，而且外在环境也会因为个体的反应而发生改变。根据这种理论观点，自我管理是个体、行为和环境三个变量相互作用的结果，其中，个体的影响因素受到高度重视，包括个人的理念（比如自我效能感）、知识及情绪情感过程。

个体自理性（personal agency）是社会认知理论中的一个重要概念，即个体具有主动地选择信息、决策判断并做出目标导向以达到既定目标的能力。

基于这种视角的社会认知理论，班杜拉认为，自我管理就是个体通过主动设定目标、采取行动、监控和评估自身的绩效，并做出相应的调节等一系列的行为塑造过程。

依据社会认知视角的自我管理理论，我们认为个体作为自身健康的主要管理者，如何通过健康管理将身体保持最佳状态，取决于个体是否具备健康自我管理能力。应用科学、有效的测评工具对健康自我管理进行量化测评，对提高个体的健康自我管理能力、预防和控制健康危险因素等具有重大意义。

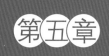

第五章

中国智慧健康现状分析

HEALTHY STATE ANALYSE

第一节　中国智慧健康的总体分析

世界卫生组织的资料显示，目前全球的医疗总支出约为25000亿美元，但其中仅有1%用于诊断检测，然而医疗决策中约有三分之二的部分依赖于诊断结果。增加诊断检测的应用是能够为全球最大限度地节约医疗费用的途径。预计未来五年中国的医疗消费将以每年11%的速度攀升。中国目前有80%的疾病属于慢性病，慢性病死亡的比例占到总死亡率的75%，而且根据专家预测，到2020年，中国的慢性病死亡比例将上升到85%。而通过广泛使用预防和诊断检测来节省医疗开支应是不贰之选。

与上述理念一致，本研究提出"智慧健康"，它倡导以"预防为主"的概念，提倡居民通过提升自我健康管理意识，学习健康知识，提升健康技能，培养正确的健康理念，并能积极采取健康行动，维护和提升自我的健康水平。

智慧健康指数研究为综合衡量一个居民健康状况和健康水平提供了一个新视角和新维度，是着眼于提高全民健康水平的研究，进而将导向大规模健康运动的开展。其最终的研究目的是为了转化成大规模的公共行动，提高居民的健康水平。

●●●1. 总得分分析: 中国智慧健康水平处于"亚健康"状态

中科诺奖智慧健康指数（简称NISH）为衡量和评估居民健康意识和目前的健康水平提供了一个的考察角度，依据对居民对健康得分的"特征聚类"的深度分析，结合此次得分均值和标准关系的分布进行校正，并辅以专家访谈及文献研究，将中国智慧健康发展水平按照总得分为四个阶段：

（1）智慧健康透支（NISH<55）

（2）智慧健康亚健康70<NISH≤55

（3）智慧健康平衡80<NISH≤70

（4）智慧健康丰裕100<NISH≤80

首先对健康得分进行"特征聚类"分析，得到如图5-1所示的四个分段，分别占总类的29.88%、70.12%、11.7%和58.42%。

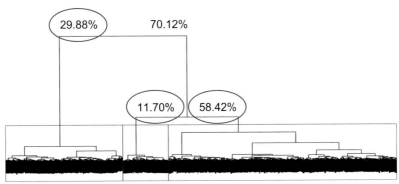

注：黑色部分代表庞大数据库源。

图5-1　NISH的得分聚类分析

然后根据得分分布的均值（47.84%）和标准差（一个标准差是7.38分）的关系所确定的比例对上述比例进行校正，以70分为峰值进行划分，小于70分的分布值面积为59.1%。复合统计上60%作为常规分界点的值，因此确认以70分作为一个分界点；结合聚类分析的结果及各比例的百分比，最后确认以55、70、80分作为对智慧健康指数水平进行阶段性划分的值，即：0＜NISH＜55、70＜NISH≤55、80＜NISH≤70、100＜NISH≤80（如图5-2所示）。

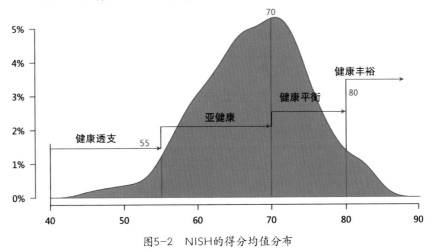

图5-2　NISH的得分均值分布

根据智慧健康动态系统理论，每个阶段的特征如下：

（1）智慧健康透支型　智慧健康总得分低于55分，健康知识、健康理念、健康技能和健康行为的得分均处于低位水平。

（2）智慧亚健康型　智慧健康总得分处于55~70分之间，知识和理念先行，技能和行为落后。总的来说,健康知识和健康理念已发展到一定水平,但是健康技能未能跟上,健康的行为能力低。

(3) 智慧健康平衡型 智慧健康总得分处于70~80分之间,知识和理念水平与技能和行为水平处于相对平衡和对应的状态,健康技能的水平足以支撑健康的行为。

(4) 智慧健康丰裕型 智慧健康总得分处于80~100分之间,四个维度的水平处于良性的互动和高位水平,知识丰富,理念正确,技能熟练,健康行动能力突出。

2013年中科诺奖智慧健康指数(NISH)得分为67.2分,处于智慧健康的第二阶段"亚健康",总的来说,健康知识和健康理念已发展到一定水平,但是健康技能未能跟上,健康的行为能力低,仍需良性、有序地发展。

(1) 健康信息接触和学历水平促进一线城市总体智慧健康水平

从城市来看,上海的智慧健康指数最高,为69.28分,武汉的智慧健康指数相对最低,为64.38分。相比较,一线城市总体智慧健康水平比二线城市智慧健康水平略高(见图5-3),这与一线城市在健康信息接收和接触上比二线更广泛有关联。

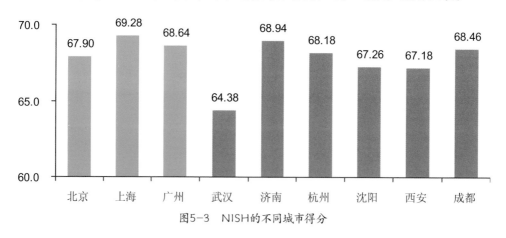

图5-3　NISH的不同城市得分

一线城市的智慧健康技能水平总体略高与二线城市,见图5-4。智慧健康技能水平主要是指从知识的获取和运用的角度来考察城市居民对健康知识的应用技能,这也间接促进了一线城市的智慧健康水平。

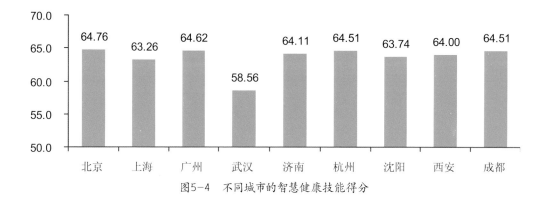

图5-4 不同城市的智慧健康技能得分

此外，此次研究的被调查者的学历水平也影响了各城市的得分。北京、上海、广州在大专及以上学历的比例远超过二线城市，其中北京约52.17%，上海为41.74%，广州为26.8%，学历背景提升了智慧健康技能的得分（见图5-5）。

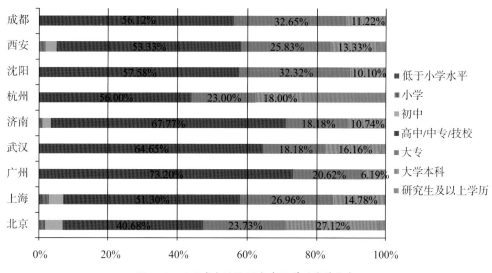

图5-5 不同城市的被调查者的学历背景分布

（2）迅速成长的中层阶层最需提升健康得分

不同职业背景的人在健康指数的得分上呈现出差异，如图5-6所示。以全国总指数得分67.2分和69分为界限，可以将其分成三个梯队：第一个梯队为待业人士、农民、学生和家庭主妇四个职业；第二梯队为企业高层管理者、政府机构官员等；第三梯队为专业人士、普通工人等。

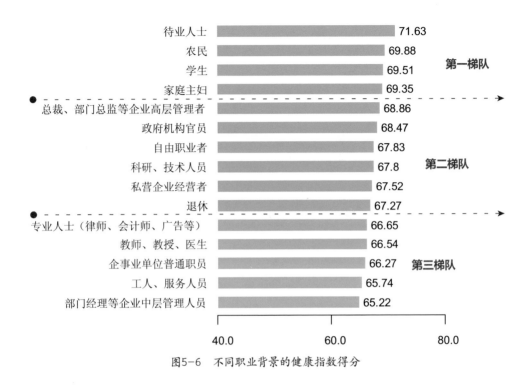

图5-6 不同职业背景的健康指数得分

　　同社会分层的职业特性（图5-7）进行一一对应比较，我们发现，在层次两端的职业人群的健康指数得分相对较高，经济收入高（社会地位高）和经济收入相对低（社会地位低）的人群得分相当。而处于社会中层和中上层的人群的健康指数得分相对较低。

　　处于第一梯队的职业群体，按照社会阶层的划分，主要处于中下层和下层，由于职业特性的缘故他们所面临的社会压力和心理压力相对较少，所以有更多的时间和精力投入在健康问题上。相比之下，第二梯队的群体，基本位于社会五个阶层中的上层或中上层，这个阶层中积聚了社会中最具财富资本和社会资本的群体，他们拥有更多的社会的资源，体现在健康的议题上，也有更好的物质条件去实现和关注。第三梯队的群体主要集在社会的中层，这个阶层中的群体具备一定的专业技能，受过较高的文化教育，普遍分散于社会的各个领域，是社会结构中的主力群体。从未来发展来看，这个群体具有规模的迅速成长性和较强的向上流动性。目前，他们的健康得分相对是最低的，需要更多的投入和关注。

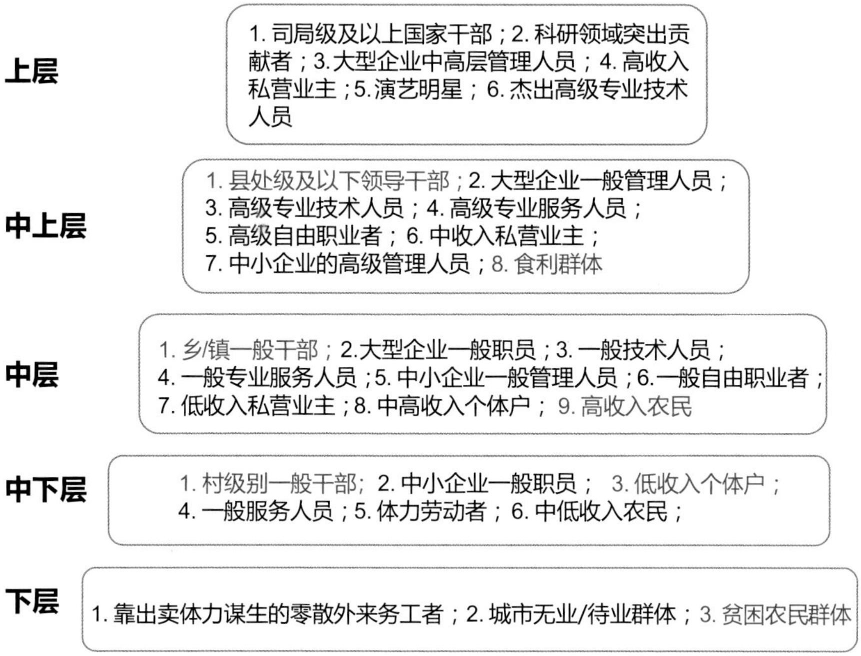

上层
1. 司局级及以上国家干部；2. 科研领域突出贡献者；3. 大型企业中高层管理人员；4. 高收入私营业主；5. 演艺明星；6. 杰出高级专业技术人员
中上层
1. 县处级及以下领导干部；2. 大型企业一般管理人员；3. 高级专业技术人员；4. 高级专业服务人员；5. 高级自由职业者；6. 中收入私营业主；7. 中小企业的高级管理人员；8. 食利群体
中层
1. 乡/镇一般干部；2. 大型企业一般职员；3. 一般技术人员；4. 一般专业服务人员；5. 中小企业一般管理人员；6. 一般自由职业者；7. 低收入私营业主；8. 中高收入个体户；9. 高收入农民
中下层
1. 村级别一般干部；2. 中小企业一般职员；3. 低收入个体户；4. 一般服务人员；5. 体力劳动者；6. 中低收入农民；
下层
1. 靠出卖体力谋生的零散外来务工者；2. 城市无业/待业群体；3. 贫困农民群体

图5-7　中国社会五个阶层（来源：零点研究咨询集团）

依据零点研究咨询集团对中国社会机构的分析，在过去的5~10年中，上层规模有所提升，资本力量崭露头角，造富影响巨大；中层规模逐步扩大，产业结构调整催生新兴中层，全球化进程加速的客观现实促进中层规模的提升；底层规模减小，城市化

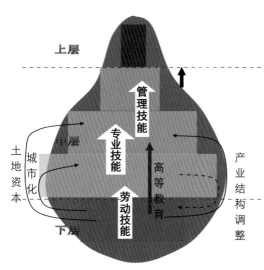

上层
中层
下层
管理技能
专业技能
劳动技能
高等教育
土地资本
城市化
产业结构调整
↗上层规模有所提升；
↗资本力量崭露头角，造富影响巨大；
↗中层规模逐步扩大；
↗产业结构调整催生新兴中层；
↗全球化进程加速的客观现实促进中层规模提升
↗底层规模减少；
↗城市化进程大步推进，城镇往来更开放；
↗保障制度逐步完善，底层群体环境改善；
↗教育体系日趋完善，提供阶层向上流动的机会

图5-8　过去5~10年中国社会结构变化

进程大步推进，城镇往来更开放保障制度逐步完善，底层群体环境改善，教育体系日趋完善，提供阶层向上流动的机会（见图5-8）。中层规模的迅速增长，以及这个阶层所面临的社会压力带来对健康的缺乏关注将成为健康保健市场的有效目标群体。

（3）不同学历背景的指数得分：学历的高低与健康指数的高低并非呈现正相关

从学历来看，研究生以上学历的居民得分略高于其他学历背景的群体，为69.02分。但大学本科学历背景的被访者得分略低于大专和高中/中专/技校（见图5-9）。可见学历的高低与健康指数的高低并非呈现正相关，还依赖于诸多外部因素。

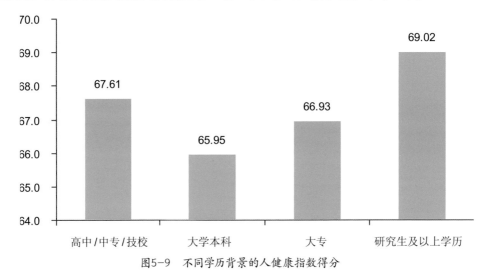

图5-9　不同学历背景的人健康指数得分

●●●2. 智慧健康指数四维得分：急需健康教育和行动管理

从智慧健康指数的四个二级指标来看，健康理念的得分最高（71.47分），健康技能的得分最低（64.16分），见图5-10。这说明在目前这个阶段，人们将健康知识和健康理念转到健康技能的水平十分欠缺，需要社会、政府给予更多的教育，而落实到具体的健康行为执行力仍然有待提高。

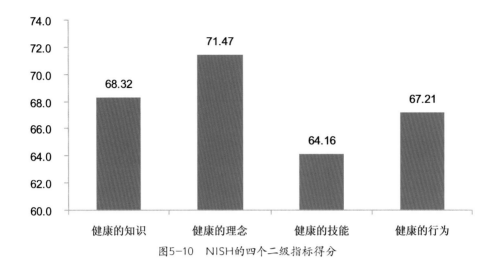

图5-10　NISH的四个二级指标得分

　　需要提高的健康技能体现在获取健康信息的渠道及正确运用健康知识的能力上。在获取信息方面，目前社会公众的健康信息的获取仍然以普通媒体为主要的信息源，其次是家庭和身边的权威人士等。但由于媒体的复杂性以及社会公众辨别意识的能力局限等多重原因，需要政府、媒体、高校、相关健康机构给予更多的教育和推动。

　　从社会公众的角度来看，对健康的知识和意识的启蒙教育仍然十分欠缺，公众可接触到信息渠道还十分狭窄。在我们的访谈中，一名刚做完心脏支架手术的退休人士在谈到健康的生活方式时称："意识到太晚了，如果从小国家就教育我们这样，或者我的父母那时候就教育我们这样，我就不至于做支架了，说实在的太晚了。"

　　健康行为的得分低于健康理念和健康知识的得分，为67.21分，在四个维度中，仅高于健康技能的得分。从这个角度来分析，社会公众亟须提升自我的健康行动管理能力。自我管理倡导的是公众在外界干预的情况下，主动设定健康目标、采取健康行动、监控和评估自身的绩效并做出相应的调节等一系列的行为过程。在自我管理难以执行或失效的情况下，需要借助外界的力量来进行施压，进而提升自我健康状况。

　　　　工作性质不一样，有的要挣钱，有的为了事业奔波，就忽略了这一点。现在我认为国人都意识到了健康，但到了自己头上就不重要了，工作一忙就耽误掉了，还是在于自己本身的主观。

（某政府退休干部）

> 我是锻炼加保健品。我这么多年来不贪睡，每天早上5点钟准时起床，早上锻炼，散步、打球。我现在跳舞能可以2个小时也不累，身体素质很好的。我最主要还是锻炼，然后饮食适当，管住嘴。
>
> （某世界百强企业高管）

> 今年基本上没有溜弯的时间。起码得回家看孩子，乱七八糟好多事。孩子一上小学可能就更忙了。几乎就没有锻炼身体。
>
> （某公司会计师）

●●●3. 三级指标得分分析：不乏动机，匮乏知识

从智慧健康指数的三级指标得分来看，见图5-11，健康动机的得分最高，为73.72分，而健康信息的获取能力得分最低，为63.26分。健康动机主要是指公众对于健康的愿望程度，是影响健康行为的一个重要因素。实证研究表明健康动机能促进个体的健康行为并由此提高其健康水平。

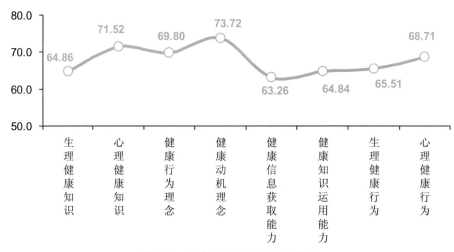

图5-11 智慧健康指数三级指标得分

依据McEwen(1993)提出的健康动机模型理论，健康的知识和健康的动机等因素相互促进，从而出现促进健康行为的发生。在目前这个阶段，城市居民由于健康知识的缺乏、健康信息能力的局限，导致出现有动机、有理念而行动低下的情况。

在健康知识的层面,城市居民对心理健康知识的了解程度高于生理健康知识,但是体现在行为上,心理健康行为的得分仍低于心理健康知识的得分。而在生理健康上,其知识和行为得分相当,表现出更高的一致性。健康行为理念的得分略高于健康行为的得分,这说明,居民在健康行为的实施上仍需提升。

第二节　中国城市居民智慧健康知识现状分析

本次研究将健康知识作为中国城市居民指标体系的首要维度,主要考察城市居民在日常生活中对维护健康相关知识的认知了解现状,包括生理健康知识和心理健康知识两部分。

"健商"理论的创始人谢华真教授认为"进行自我保健需要有相关知识,这是高健商的关键。你懂得越多,就越能够为自己的健康做出明智的选择。"可见健康知识水平是健康意识、能力、行为的基础。

此次智慧健康指数中,健康知识的总得分68.32分,在智慧健康四个维度中居第二位,说明中国城市居民对健康知识的了解程度优于维护健康的实践能力,但仍处在达标边缘,有待进一步提高。

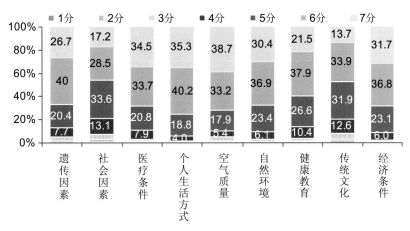

图5-12　影响健康因素重要性的判断差异

在所有因素中,个人生活方式、空气质量相关知识最受重视,70%以上的受调查者认为其重要度达到6分以上;同时,受调查者普遍认为社会因素与传统文化因素的重要性较其他因素略低,重要度在5分及以下选择比例较高(见图5-12)。

> 身体和心理是自己的可控因素,但也包括不可控因素,就是社会健康。比如说社会的人文环境、社会的自然环境是否健康,这个的构建不是自己能够做到,但是需要政府来做。政府应利用公权力给人们构建一个比较健康的人文环境和自然环境,这个可能会影响人们的可控的身体。
>
> (北京 李先生)

病理学研究表明,在现实生活中,心理健康和生理健康总是相互联系、相互作用的,心理健康每时每刻都会影响人的生理健康。从两个二级指标来看,目前我国城市居民对心理健康知识(71.52分)的了解程度高于生理健康知识(64.86分)。个体对心理健康知识的重视令人欣喜,但健康知识体系的搭建仍需弥补生理健康知识短板(见表5-1)。

表5-1　健康知识得分与权重

指标体系分级	得分	专家权重
健康的知识	68.32	19%
生理健康知识	64.86	9.1%
心理健康知识	71.52	9.9%

不同年龄受调查者的健康知识得分具有一定差异。具体而言:20~40岁青年群体的健康知识得分最高(68.22分),其次为60~75岁老年群体(67.85分),41~59岁中年群体相较健康知识总得分最低(67.28分)(见图5-13)。

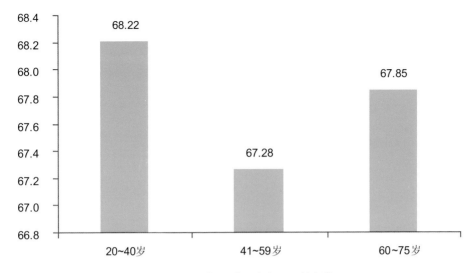

图5-13 不同年龄群体健康知识得分情况

40岁以下青年群体是近20年来信息爆炸最直接的受益者,获取健康知识的广度和深度都明显高于其他群体。60~75岁的老年群体由于身体状况进入衰退期,健康状况成为这一年龄段群体最核心的关注内容,且在时间和精力上有条件集中学习健康知识,因此健康知识得分仅次于青年群体。而中年群体(41~59岁)普遍处于工作压力最大的事业高峰期,健康状况还未出现危机,因此这一年龄段群体对健康知识获取的动力和精力均不足,因此健康知识状况处于各年龄阶段最低。

●●●1. 生理健康知识: 有广度, 没深度

生理健康知识具体包括与生活相关的生理健康知识和与工作相关的生理健康知识两个方面。中国城市居民在与工作相关的生理健康知识方面的得分(65.61分)略高于在与生活相关的生理健康知识方面的得分(64.19分)。具体而言,各类生理健康影响因素均受关注,但对普遍性的知识的了解程度优于针对性知识。

受调查者对与疾病相关的健康知识较为了解,90%以上的受调查者对各类疾病的相关知识均有所了解,其中超过15%的受调查者非常了解自己家族是否有潜在遗传病,有超过10%的被调查者非常了解自己所在年龄阶段的常见疾病,这类群体能够在日常生活中通过锻炼或保健品等方式来预防潜在疾病的发生。同时也有3.3%的被调查者完全不了解自己的家族潜在遗传病(见图5-14)。根据医学研究,30岁以后人群逐渐进入家族遗传病高发期,如果能尽早了解治疗,可有效减少家族遗传病的影响。

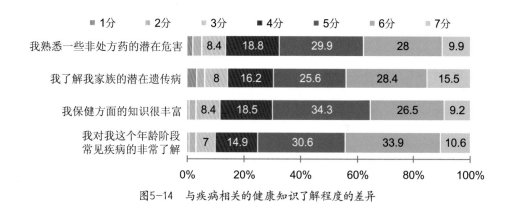

图5-14　与疾病相关的健康知识了解程度的差异

> 我个人我知道，我有什么毛病，我是遗传，我父母因为也有这个三高，也可能有遗传，或者什么。遗传我就没办法了，我吃点降压、降脂、降糖的药，我再吃点保健品，保健品还都是进口的，都是可靠的，我就这样调整自己。
>
> （北京　李先生）

在与饮用水相关的健康知识的了解程度方面，受调查者对商业普及型较强的知识了解较多。受调查者普遍对纯净水的相关知识了解较明晰，有66.3%的受调查者了解"经常喝纯净水是不健康的"。但对"自来水的水垢对人体无害"这一健康知识，只有47.2%的受调查者表示有所认知（见图5-15）。说明各类媒体在健康知识的普及上作用较大，但也存在消费者对于多渠道信息来源的甄别能力不足。

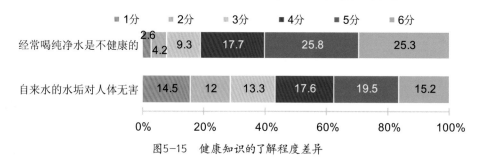

图5-15　健康知识的了解程度差异

随着目前城市污染状况的迅速恶化，与工作环境相关的健康知识日益受到关注。《科学美国人》（*Scientific American*）上发表的一项研究成果称："大部分市民与有毒污染物的密切接触很可能不是在户外，而是在通常被认为根本没有污染的地方，诸如住宅、办公室和车里⋯⋯主要污染源是日常用品，如空气清新剂和清洗剂以及各种建筑材料等。"受调查者对与工作环境相关的健康知识的了解程度选择均值为4.72分，其中对单位提供安全工作环境的选择均值最高，为5.03分；目前工作环境健康程度的选择均值最低，为4.43分（见图5-16）。表明受调查者对工作环境健康必要性的知识了解程度高，但对目前实际工作环境的健康程度的乐观程度较低。

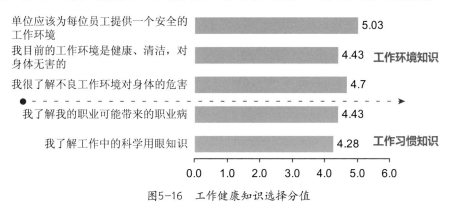

图5-16　工作健康知识选择分值

受调查者对与工作习惯相关的健康知识的了解程度选择均值为4.355分，明显低于与工作环境相关的健康知识得分的均值，可见目前受调查者对宏观环境知识的了解程度优于微观的自身工作习惯。其中受调查者对自身职业病的了解程度，高于对科学用眼知识的了解程度。

在不同年龄阶段的群体中，对于生理健康知识，20~40岁青年群体的得分略高于其他群体，为65.17分；中年群体和老年群体得分较为接近（见图5-17）。在信息社会中，青年群体在健康知识的获取上比中年与老年群体更为便捷，另一方面，由于青年群体对自身健康状况的关注，其较高的学习能力也有利于他们快速掌握相关健康知识。这部分群体未来的健康消费潜力将远高于目前的中年群体。

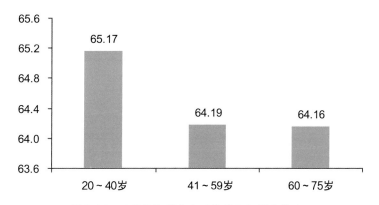

图5-17　不同年龄群体生理健康知识得分情况

●●●2. 心理健康知识: 重外在, 轻内在

心理健康不仅对整体生命健康具有重要意义, 而且与生理健康具有同质化意义, 精神神经免疫学 (psychoneuroimmunlogy) 研究发现, 精神情感与免疫系统、生理激素水平等生理功能具有密切联系, 共同影响着人体的健康水平。

根据调查, 中国城市居民心理健康知识得分为71.52分。心理健康知识包括自我心理调适知识和社会适应性知识两个方面, 中国城市居民在自我心理调适知识方面的得分为71.12分, 在社会适应性知识方面的得分为71.92分。两方面得分较为接近, 中国城市居民对于社会适应性知识能力的了解程度略高于自我心理调适方面知识的了解程度。其中, 心理调适渠道知识优于心理角色认知状况, 对负面心理解决方式普遍了解偏少; 外围圈子沟通知识优于亲密圈子沟通知识, 重视亲密关系但获得心理支持较少。

在心理健康调适渠道模块的各个方面, 受调查者的选择均值差别较大, "运动对保持心理健康有帮助" 得分最高, "学习中国传统文化有助于心理调节" 得分最低, 两者分差有0.64分。在心理健康角色认知模块的各个方面, 受调查者选择均值集中在5.1分到5.2分之间, 其中 "心理作用在患病期间是很重要的" 选择均值最低, 为5.11分 (见图5-18)。

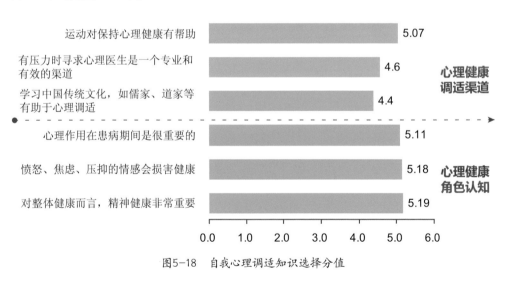

图5-18 自我心理调适知识选择分值

在比例方面, 受调查者对自我调适心理的各项知识认知程度均较高, 其中 "愤怒、焦虑、压抑的情绪会损害健康" 的认知程度最高, 有95.6%受调查者对这一知识具有正面认知。"学习中国传统文化有助于调节情绪" 和 "有压力时寻求心理医生是一个专业和有效的渠道" 两个方面认知度相对较低 (见图5-19)。可见目前中国城市

居民普遍对负面情绪的来源和影响了解较多，但对心理自我调适的方法和手段了解仍偏少。

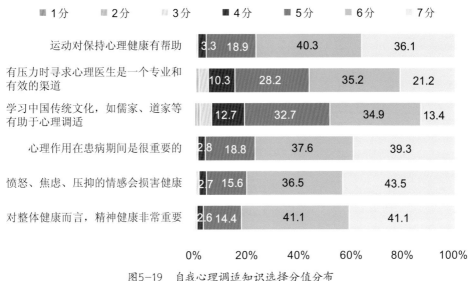

图5-19 自我心理调适知识选择分值分布

在外围圈子的沟通和人际关系方面，对于沟通必要性的选择分值为4.99分，略低于选项"良好的人际关系是保持身心健康的必要因素"的分值。在亲密群体的人际关系方面，和家人保持定期交流的选择均值为5.02分，比"当个人遇到困难时，应该从家人朋友处获得支援"的选择均值高0.17分，说明中国城市居民重视与亲密社会关系保持定期联系，但从亲友处获得情感支援的比例略少（见图5-20）。

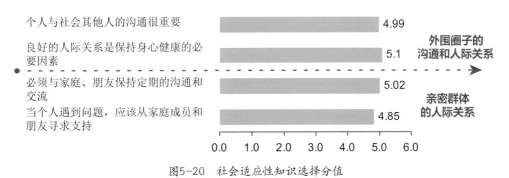

图5-20 社会适应性知识选择分值

在比例方面，"良好人际关系是保持身心健康的必要因素"的认同度最高，正面认同比例达96.5%；而选择"当个人遇到问题，应该从家庭成员和朋友处寻求支持"

和"个人与社会其他人的沟通很重要"的认同度偏低，正面支持比例相对较低，有1.5%~1.6%的受调查者持负面态度（见图5-21）。

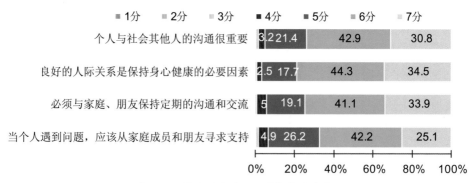

图5-21　社会适应性知识选择分值分布

对于心理健康知识，在不同年龄阶段群体中，60~75岁老年群体得分最高，为71.27分；其次为青年群体（20~40岁），得分为71.04分；中年群体得分最低，为70.12分（见图5-22）。这与老年群体工作压力较小，中年群体事业工作压力较大相关。

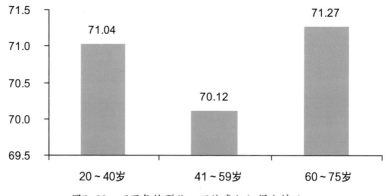

图5-22　不同年龄群体心理健康知识得分情况

> 40到50岁时他的命不是生命，是他的成功。我讲的命不是单纯的生命，是讲每个人在一生当中在不同阶段有不同命的追求，到40多岁这个年纪生命的要求就是对于成功的追求。
>
> （上海　杨女士）

第三节　中国城市居民智慧健康理念现状分析

健康理念主要是指个人是否正确认识健康并及时调整机体的生理、心理状态以适应环境变化来维护健康,包括对健康重要性的认识、对健康状态的理解、行为的倾向性等。

此次智慧健康指数中,健康理念的总得分为71.46分,属于四项二级指标中最高的得分,说明目前中国城市居民不缺乏健康的理念,缺的是健康的知识、健康的技能和健康的行动。

本研究将健康理念分行为理念和动机理念,行为理念分析了居民的有关健康行为的意愿程度,而动机理念则分析了对个体健康潜在危害和健康价值的认知程度。

健康行为理念的得分为68.8分,低于健康动机理念(73.72分),这反映了个体能够认识到健康的价值以及疾病带来的危害性,但是在行为上的意愿还不够强烈,这也直接影响了外在健康行为的表现。

●●●1. 健康行为理念: 有意愿, 缺行动

健康行为理念具体包括健康的行为指导原则和具体的健康行为意愿。前者测试了城市居民在有关健康行为的两大基本原则,一是是否愿意尝试用新的方法或技术去维护健康,二是对自我管理在健康状况中的角色的认知。如图5-23所示,结果显示,16.8%的调查者认为自己非常愿意尝试用新的方法和技术去维护健康,4.5%的调查者表示非常不愿意或不愿意去尝试新的方法或技术,这表明人们对健康所持的保守和谨慎的态度;而在具体的行为意愿上,46.1%的调查者非常赞同"每年体检非常重要"的观念;在遇到身体不舒服时,32.5%的调查者认为自己会放下手上的工作好好休息;7成调查者非常同意或很同意"我总是希望能有更多的时间去锻炼身体"这一观点。

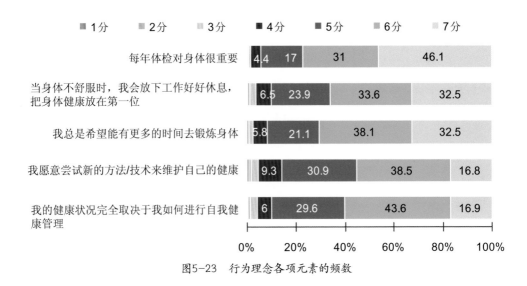

图5-23 行为理念各项元素的频数

零点研究咨询集团一项有关高端人士生活的研究中,如图5-24所示,结果显示,有32.7%的被访者希望能增加运动健身的时间,有46.5%的被访者表示希望能够减少工作的时间,这也从侧面反映了目前缺少健康行为的表象是没有时间去运动和锻炼身体,但从深层次反映了人们的行动力需要提升。

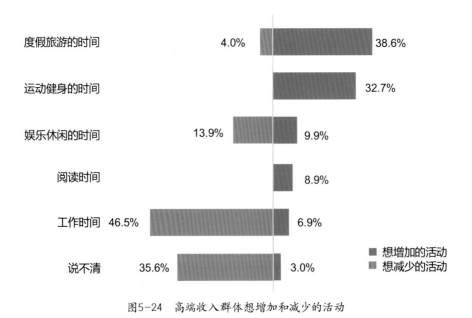

图5-24 高端收入群体想增加和减少的活动

从健康行为的具体意愿的得分均值来看，"每年体检对身体很重要这一项" 的得分最高，为5.16分 (满分7分)，在实际的行动中，也可以反映出居民的体检意识和行为均高于其他项，但是还不够。在是否愿意尝试新的方法/技术来维持健康的选项上得分最低为4.56分。而在健康行为指导原则中，对于 "我的健康状况完全取决于我如何进行自我健康" 的得分均值为4.66分，反映出被访者对自我健康管理信心的不足 (见图5-25)。

在座谈会中，多位与会者表示，自然环境的污染及社会因素也成为健康的关键因素，而且是个人层面无法控制的。上海一名企业高管表示："其他方面我认为社会因素太可怕了，这个环境，水的污染、土壤的污染，你吃的农作物都是土壤里面长出来的，像什么转基因玉米、大豆，现在就不知道吃什么合适，在市场上难以选择。" 北京的一名与会者也表示："身体和心理是自己的可控因素，但也包括不可控因素，就是社会健康。比如说社会的人文环境、社会的自然环境是否健康，这个的构建不是自己能够做到的，需要政府来做，政府可以利用公权力给人们构建一个比较健康的人文环境和自然环境。这个可能会影响人们的可控的身体性。"

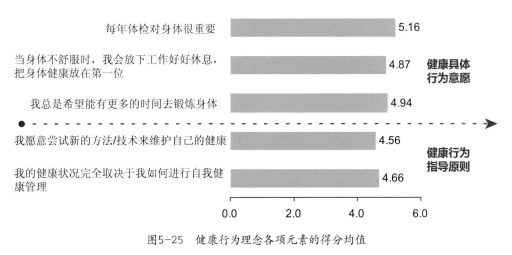

图5-25　健康行为理念各项元素的得分均值

不同年龄的群体的行为理念体现出差异。如图5-26所示，老年群体 (60~75岁) 在各项行为理念的得分均高于青年群体 (20~40岁) 和中年群体 (41~59岁)。老年群体的健康直接与生命的长短有着直接关联，因而他们表现出更多的对健康的关注和投入。青年群体仅在 "愿意尝试新的方法/技术来维护自己的健康" 上略高于中年群体，与老年群体得分相当，除此之外，在其他各项元素的得分均值都为最低，表明青年群体对健康的重视和投入还不够。

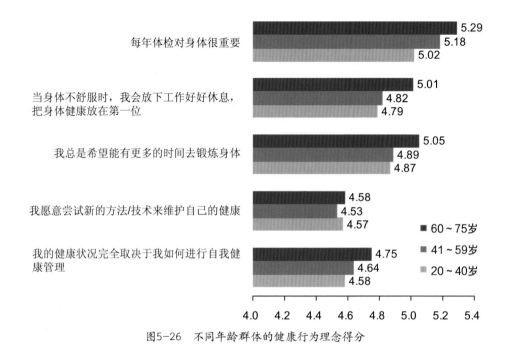

图5-26 不同年龄群体的健康行为理念得分

在研究中，当问及目前在健康方面的自我投资的主要三种方式时，在选择定期体检中的人群中，有24.5%为青年人，45.3%为中年人，27.3%为老年人。而老年人在购买保健品等方面的投资高于青年群体和中年群体。

可能在不同年龄段里面做的事情不同，我每年都做体检，了解自身，因为有家族遗传。我自己掌握自己身体的变化。

——某国企副总经理　杨女士　中年女性

●●●2. 健康动机理念: 健康的价值得到高度认可

健康理念中的另外一个元素是健康动机理念，Xu(2009)认为，健康动机是一个动态的内在构成，它产生激励和引导人们去选择自己某些行为并完成既定的健康目标的内在动力。健康动机不断地作用于个体不同的阶段。参考McEwen(1993)提出的健康动机模型，本次研究中的健康动机理念包括恐惧动机和收益动机两类，前者只是个人根据所拥有的知识对潜在的对健康的威胁的意识；后者是指个人能感知到的健康所带来的价值。

> McEwen(1993)提出的健康动机模型认为，个人所拥有的关于健康的知识和对潜在的对健康的威胁的认识会直接影响到个体感觉到的疾病的严重性(perceived severity)、个体意识到的患病的可能性(perceived susceptibility)和个人意识到的行为的价值(perceived value of action)，以及这三个变量间的相互作用。而这三个变量间的相互作用会受到环境、外在的帮助或障碍(external aids/hindrances)或内在的帮助和障碍(internal aids/hindrances)，这几个因素会独立或共同与个体的感知，从而值得个体实施健康行为。

在此次研究中，依据健康动机模型，构建了恐惧动机和收益动机两个主要的健康动机。

此次研究中，健康动机理念总得分为73.72分。具体到各项元素中，约50%的被访者非常同意"身体不健康，会为朋友和家人带来很多负担"的看法，表明在各项收益动机因素中，访者考虑最多的是给家庭的影响，这也受到中国传统文化的根深蒂固的影响。其次是对金钱因素的考虑，44.7%的人非常同意"重视健康就等于珍惜金钱"。(见图5-27和图5-28)

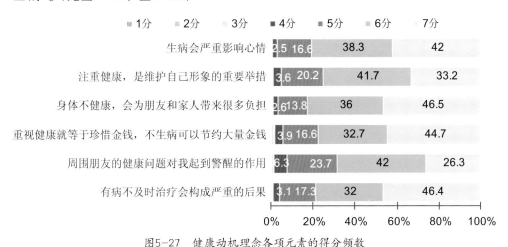

图5-27　健康动机理念各项元素的得分频数

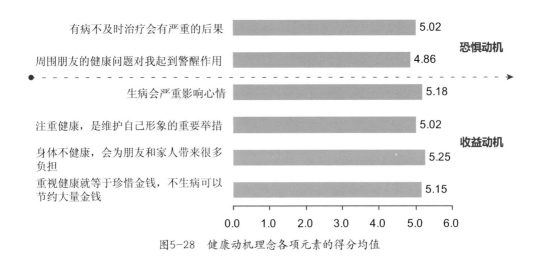

图5-28　健康动机理念各项元素的得分均值

　　从得分均值来看，被访者更容易感知到健康行为的价值感，体现在收益动机得分高于恐惧动机。健康动机是以想要的健康目标为导向进而产生内在动力去引导个体实现健康愿望。具体来看，被访者对于收益，即健康带来价值的认知和感知更为强烈，相比之下，对于恐惧的诉求略低。

　　当然，健康动机是动态发展的，也就是说健康动机本身是会发生变化的，比如在每一个阶段对个体来说起主导作用的健康动机，在另外一个阶段也许就是非主导的了。体现在不同的年龄阶段，我们会发现老年群体（60~75岁）的恐惧动机明显高于中年（41~59岁）和青年群体（20~40岁）。老年群体的朋友中面临着更多的失去和死亡，因而对生命的感知会更强烈（见图5-29）。

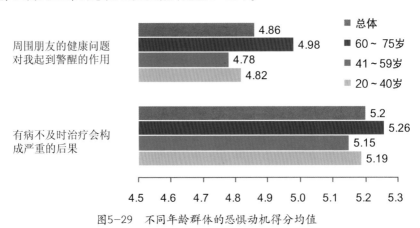

图5-29　不同年龄群体的恐惧动机得分均值

中年群体多处于"上有老和下有小"的时期,面临多重社会压力,健康问题也受到很多关注,身边他人患病与死亡也起到警醒作用。在座谈会中,多人提到周围朋友的疾病对自己的影响(结合"养中概念")。

> 就我这部门主管领导带我们同事检查身体,三个糖尿病,他们最大的48岁,有的年龄比我还小。
>
> (北京,某中年男性)

> 我们当时10个人一块儿进的教育局。可其中有一个人40多岁就"没了"。我觉得你要想干好工作,首先得有一个好身体,没好身体,就没办法干工作。所以那时候我就开始吃一些营养品、补品,吃的方面也注意了。
>
> (上海,某中年男性)

不同年龄的群体对于健康的价值感知点的侧重不同。在研究对于健康的价值,主要从情绪、个人形象、家庭和金钱四个方面进行了考察。结果如图5-30所示。老年群体(60~75岁)最担心的是生病给朋友和家人带来的负担。其次是对金钱的考虑,老年群体多处于退休年龄,主要依靠退休金生活。《2011年老年消费者权益保护现状调查报告》结果显示,我国城镇老年人的日常消费支出的主要来源还是老年人自己的收入,包括退休金和银行存款,其中近八成老年人是靠自己的退休金生活,另有10.2%的老年人依靠子女给生活费生活。部分老人甚至还需要反哺子女,因而对金钱表示出更敏感的态度。

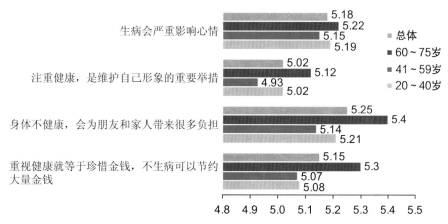

图5-30　不同年龄群体的收益动机得分均值

在上海的座谈会中，一名退休老人强调说："万一自己倒下了，需要别人照料，你不仅要负担自己的生活费，就是吃啊这个生活费，另外你还需要吃药、吃点保健品的钱。可三千块钱养老金请个阿姨都不够。"

相比之下，中年群体（41~59岁）对收益动机的各项因素的敏感性较低。他们在情绪、形象、家庭、金钱方面的得分均低于其他两个群体，但对家庭和情绪的考虑略高于对形象和金钱的担心。相比之下青年群体更关注生病对情绪的影响，这在一定程度上反映了青年群体对心理的关注。

总体上来看，健康动机中恐惧和收益动机之间也会相互作用，并且是处于动态发展的，在不同的年龄阶段其感知的健康价值也不同。同时，也会受到环境、外在的帮助或障碍（external aids/hindrances）或内在的帮助和障碍的影响。

第四节　中国城市居民智慧健康技能现状分析

健康技能是指个体包括在医疗环境下执行基本的阅读和计数等相互影响的一系列能力，以及在日常生活中能有效地获得所需的健康信息，并采用批判思维分析健康信息、丰富健康知识、更新健康理念，并将其运用到日常事件和生活中等。此次研究结果显示，健康技能的得分为64.16分，为健康指数中四个维度（健康知识、健康理念、健康技能、健康行为）得分中最低的一项，说明目前健康技能是影响智慧健康指数水平的最重要因素。此次研究主要从两项具体因素对健康技能进行了评估：第一是健康信息获取能力；第二是健康知识运用能力，

前者得分为63.25分，后者得分为64.83分。从得分来看，两项因素的得分基本相当，与健康指数的其他6个二级指标相比，位于低段水平。居民在目前这个阶段，在健康信息获取和健康知识运用上的能力是影响健康指数水平的重要因素。

从不同年龄的群体来看，如图5-31所示，青年群体（20~40岁）的健康技能得分高于中年群体（41~59岁）和老年群体（60~75岁）。青年群体的学历水平整体高于中年和老年群体。如图5-32所示，70.55%的青年群体拥有大专及以上学历，而在中年群体中，这一比例仅为37.83%，老年群体中有15.95%的人拥有大专及以上

学历。高等教育的知识背景在一定程度上等同于广泛的信息接触渠道和对信息的辨识能力等。

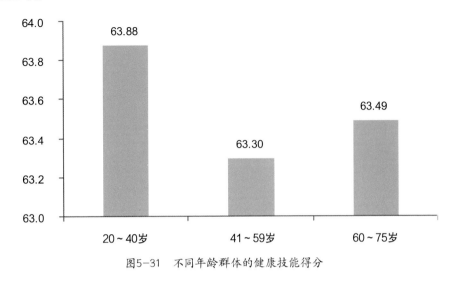

图5-31　不同年龄群体的健康技能得分

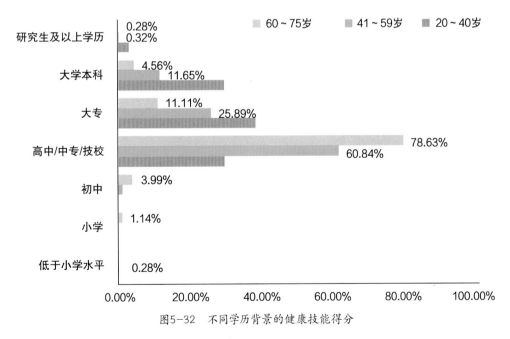

图5-32　不同学历背景的健康技能得分

从被调查的地域来看，北京和广州的健康技能得分略高于全国其他城市的水平（见图5-33）。一线城市在经济发展水平、媒体信息等各方面优于二线城市，居民所接触的和被教育的健康信息水平也得到了提高。二线城市中武汉的健康技能水平离一线城市有一定差距,需要提升。

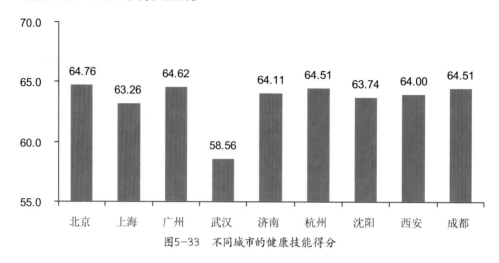

图5-33 不同城市的健康技能得分

●●●1. 健康信息获取能力: 信息渠道建设与教育双管齐下

本研究从两个角度考察了健康信息获取能力: 一是健康信息的获取渠道,采用了自评的方式对获取信息的渠道和结果进行了评价; 二是信息能力的自我评估。在7分制的情况下,"我总能成功地获得科学的健康信息"得分均值为4.31分,为最低分,说明人们获取信息的成功率不高。从信息渠道的多样性来看,其得分均值为4.37分,略高于获取信息的成功率(见图5-34)。在座谈会中,一名中年人表达"我觉得目前特别缺的应该是健康知识的普及,还有一些比如说健康的方法的应用。"如何去获取信息以及有什么样的信息渠道可供选择,都需要对居民进行教育。

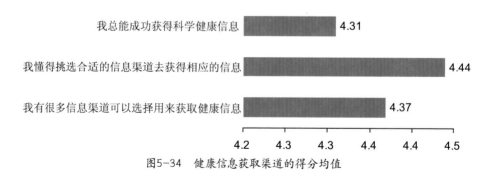

图5-34 健康信息获取渠道的得分均值

不同年龄群体在健康信息渠道的获取能力上表现出差异。如图5-35所示，青年群体（20~40岁）在渠道获取能力上高于中年和老年群体，但是中年群体（41~59岁）在成功获得健康的信息上高于青年和老年。

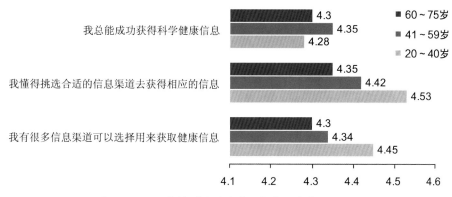

图5-35　不同年龄群体的健康信息获取渠道的得分均值

在了解了健康信息渠道之后，健康技能还考察了被调查者对信息能力的自我评估。如图5-36所示，老年人（60~75岁）对自我健康信息的满意度高于中年和青年群体。老人群体处于的生命阶段使其比其他两个群体更加关注健康问题，因而在与健康有关的时间和精力上投入更多。对自我寻求健康能力的满意度上，三个群体的满意度基本相当。

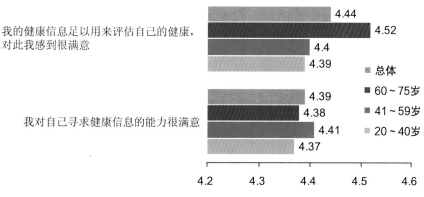

图5-36　不同年龄群体对自我健康信息评估的得分均值

●●●2. 健康知识运用能力: 信息分辨能力最薄弱

健康技能考察的另外一个重点是人们对健康知识的应用能力的评估。依照个体为中心,从两个方面对知识的应用能力进行考察:一是向内的相关知识应用;一是向外的知识运用能力。

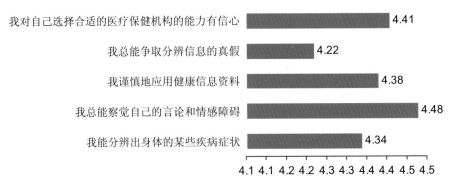

图5-37　知识运用能力评估的得分均值

从图5-37可以看出,人们对自己是否能辨别健康信息的真假的信心不足,为各项中的最低分,4.22分。分析原因,一是对信息源难以确认;二是对信息本身难以分辨。根据座谈会的分析,目前居民对健康信息的信任主要有以下几个渠道:一是媒体。他们相信大众媒体的传播信息,尤其相信电视台,认为电视台本身便代表着权威性和真实性。例如与会者都提到北京电视台《养生堂》节目所提供的信息十分真实,认为"养生堂请的专家都比较慎重,都是调查好长时间了,说这个大夫人品好,医学知识也好,他才请的,要不他不请"。二是身边的专家型朋友。相比电视台和媒体上的专家,居民也很容易相信自己身边的专家型朋友,他们大多有着高等学历,有着与医学相关的知识背景,所传播的知识具有权威性。三是经过验证的信息。无论是电视台还是专家朋友传播的信息,若经过了熟人圈子的验证,便具有说服性的效果。在北京座谈会上有一名中年与会者提到,"父亲以前吃一种药的时候,反正就我来说,我一看就说是假的,但是他说他周边的人,有人吃了好了,给他推荐,他就吃了,的确觉得效果很好,这样我也就信服了。"

此外,也有相当一部分人认为,主要还是依靠自己的知识进行判断和分析。持这种观点的群体多为受过高等教育的群体,他们有着独立的判断和分析能力,可以通过网络等多种信息渠道去验证和沟通,但前提是个体拥有一定的健康知识。一名中年企业高管对此称:"健康信息你要想分辨它,你自己最少也得懂点健康知识。我基本都是利用自己的知识,不清楚的话也都是在网上查询和验证,但是网上的信息正面和负面的都有,有时也很难进行分辨。"

在对信息真假的分辨缺少信心的情况下,"谨慎地应用健康信息资料"便十分重要了,此次此项得分的均值为4.38分。具体地看,居民在如何选择合适的医疗保健方法的能力仍然欠缺,需要更多的教育(见图5-38)。

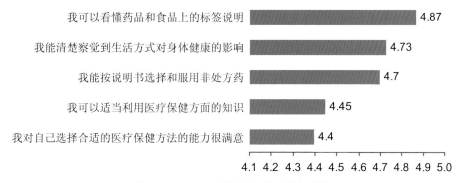

图5-38 知识运用能力评估的得分均值

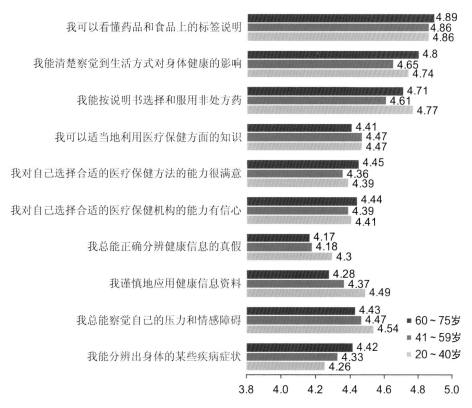

图5-39 不同年龄群体的知识运用能力评估的得分均值

从不同年龄的群体来看,青年群体(20~40岁)对自我的敏感性更高,能"察觉自己的压力",对信息真假分辨能力的信心更足,并且在"能按说明书选择和服用非处方药"上高于中年和老年群体。而相比之下,老年群体(60~75岁)则更能察觉到生活方式对身体健康的影响,并且对身体所反映出来的疾病症状更明显(见图5-39)。

总体而言,三个群体在"可以看懂食品和药品的标签和说明"的得分高于其他因素,并且认知水平相当,在"总能分辨信息的真假"一项低于其他因素,这也彰显了对居民进行教育的重要性和紧迫性。

第五节 中国城市居民智慧健康行为现状分析

健康行为作为知识、理念及技能的最终落脚点,是对人的健康直接产生作用,与健康状况具有直接因果关系的维度。作为中国城市居民智慧健康指数体系第四个维度,智慧健康行为状况研究主要关注城市居民在日常生活中的健康相关行为,具体包括生理健康行为和心理健康行为两部分。

调查显示,中国城市居民的健康行为得分为67.2085分,在智慧健康四个维度中居第三位,说明目前我国城市居民在健康行为方面的表现逊于对健康知识的熟悉程度与对健康理念的重视程度,虽然已具有相关的理念和知识,但是真正付诸实践的行动力不足。

如表5-2所示,从两个二级指标来看,生理健康知识得分为65.51分,心理健康知识得分为68.71分,可见目前我国城市居民的心理健康行为优于生理健康行为,但与知识层面相比,心理知识和生理知识的得分差距略小。

表5-2 健康行为得分与权重

指标体系分级	得分	专家权重
健康的行为	67.21	31%
生理健康行为	65.51	14.6%
心理健康行为	68.71	16.4%

受收入水平影响,家庭年收入2万以下的受访群体的健康行为维度得分最低(65.78分),而家庭年收入大于2万的受访群体得分则差异不大(见图5-40)。可见目前中国城市低收入家庭的健康行为水平较差,中低收入及以上家庭健康行为水平基本一致。科学研究结论也证实了这一现象:"收入较低的人容易因各种原因早逝,患心脏病、糖尿病、高血压、慢性支气管炎和结核病的几率要高于收入好的人。但是经济收入与健康的这种关系不仅仅是因为贫穷造成的,营养不良、卫生条件较差、缺医少药虽是不利因素,而吸烟、缺乏锻炼、体重过高和饮酒过度等个人习惯也与健康状况紧密相关。"

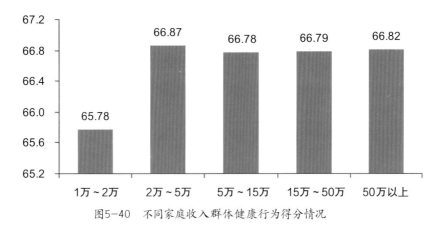

图5-40 不同家庭收入群体健康行为得分情况

在接受调查的各城市群体中,武汉的受调查者群体的健康行为得分仅为62.55分,明显低于其他城市受访者群体得分(65.5~69.0分)。来自上海的受访者群体得分最高,为69.00分。值得注意的是,北京、上海、广州等一线城市得分整体高于二线城市(见图5-41)。

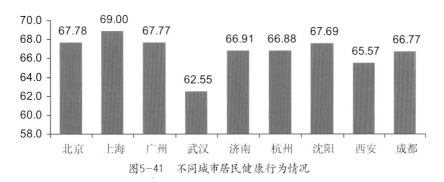

图5-41 不同城市居民健康行为情况

不同年龄的受调查者的健康行为水平基本一致，没有明显的差异性（见图5-42）。

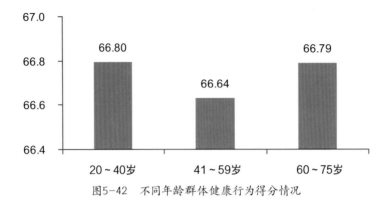

图5-42　不同年龄群体健康行为得分情况

●●●1. 生理健康行为：自信乐观，方法单一

生理健康行为可分为与生活相关的生理健康行为和与工作相关的生理健康行为两部分。中国城市居民对生活相关的生理健康行为得分为65.77分，对工作相关的生理健康行为得分为65.22分。受调查者普遍重视日常被动性健康行为，对自身健康状况较乐观。工作习惯行为优于工作环境行为，自发性日常工作健康行为优于针对性工作健康行为。

调查显示，有超过40%的受调查者每周运动次数集中在2~3次，在所有受调查者中比例最高。有23.81%的受调查者为频繁运动者，每周运动次数超过5次。说明目前部分中国城市居民具有固定的健身习惯，但同时仍有近13%的受调查者每周运动次数在1次以下（见图5-43）。

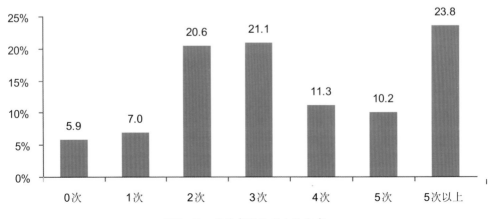

图5-43　平均每周运动次数分布

从自我来说，我现在有这个观念，但我可能还是按照以前的一些方法，比如说经常锻炼，其他的倒是做得挺少的。

——北京 文先生

调查显示，75%以上的受调查者每日睡眠时长在7小时以上，其中63.04%的受调查者每日睡眠时长在7~8小时。另外有23.8%的受调查者每日睡眠时长在5~6小时，中国城市居民基本可以保证正常的每日睡眠时间，只有0.6%的受调查者每日睡眠时长在4小时以下（见图5-44）。

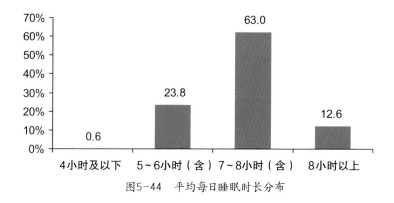

图5-44 平均每日睡眠时长分布

调查显示，当被问及自身健康状况时，60%以上的受调查者认为自己健康状况较好，其中10.7%的受调查者认为自己的健康状况非常好，对自己健康状况很有信心。同时还有34.7%的受调查者表示自己健康状况一般。另外有3.4%的受调查者对自己的健康状况持相对悲观态度，其中有0.3%的受调查者认为自己的身体状况非常不好（见图5-45）。

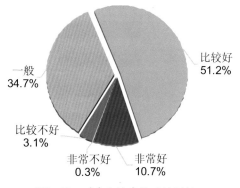

图5-45 对自己健康状况的判断

受调查者对与疾病相关的健康行为实践度高,90%以上的受调查者采取各种行为保持健康,其中23.7%的受调查者在工作中积极采取行动以保持健康,22.5%的受调查者使用非处方药时非常谨慎。但仍有10%的受调查者没有对所在家族的潜在遗传病采取针对性的防御措施(见图5-46)。

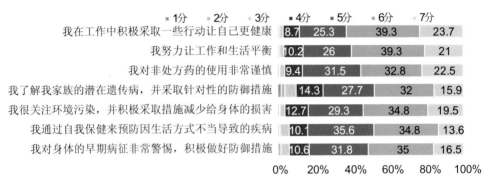

图5-46 采取健康行为的程度

受调查者与工作环境相关的健康行为选择均值为4.57分,其中保持工作环境清洁卫生的选择均值最高,为4.93分;所在单位与社区定期传播健康知识的选择均值最低,为4.28分(见图5-47)。

受调查者与工作习惯相关的行为选择均值为4.72分,略高于与工作环境相关的行为选择均值。其中受调查者在工作中采取一些行动让自己更健康的积极程度,高于对职业病预防的积极程度。

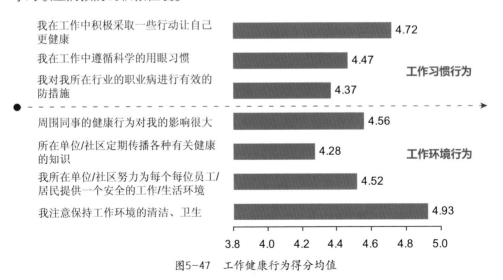

图5-47 工作健康行为得分均值

目前我国与工作相关的健康威胁日渐明显。全国政协十一届五次会议第0089号提案中指出："近年来，我国报告职业病新发病例数据出现了逐年大幅度上升的趋势：2009年全国报告职业病18128例，较2008年增加了32%；2010年全国报告职业病27240例，较2009年增加了50%。由于现在发布的职业病病例数是从覆盖率仅达10%左右的职业健康监护中发现的，因此我国职业病实际发病情况要远远高于报告数据。"

在本次调查中，受调查者在工作中采取相关健康行为的程度较高，但在不同项目上有所差别。96.6%的受调查者在工作中积极采取行动以保持健康，97.9%的受调查者注意保持工作环境的清洁卫生，且关注程度较高。不过明确表示自己对所在行业的职业病进行有效预防的受调查者只有79.2%，所在单位与社区定期传播健康知识的比例也只有75.4%（见图5-48）。

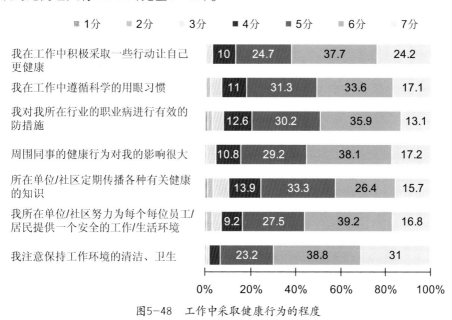

图5-48　工作中采取健康行为的程度

　　我们属于一个国有企业，是国有独资的一个投资公司，跟政府部门打交道比较多，这是一方面；第二方面我们又是投资主体，跟下面的乙方打交道比较多。我们的工作吃吃喝喝、喝大酒就免不了。就这一年我们单位一下喝出三个糖尿病。结果就是我们整个部门都警觉了，往后对喝酒这事大家能躲就躲，能闪就闪。

（北京　杨先生）

●●●●2. 心理健康行为: 中年群体需关注

广义而言, 心理健康是指一种高效而满意的、持续的心理状态。从狭义上讲, 心理健康是指人的基本心理活动的过程内容完整、协调一致, 其认识、情感、意志、行为、人格等完整、协调, 能适应社会, 与社会保持同步。我国学者王登峰提出的有关心理健康的8条指标有: (1)了解自我、悦纳自我; (2)接受他人, 善与人处; (3)热爱生活, 乐于工作和学习; (4)能够面对现实、接受现实, 并能够主动地去适应现实, 进一步地改造现实, 而不是逃避现实; (5)能协调与控制情绪, 心境良好; (6)人格和谐完整; (7)智力正常; (8)心理行为符合年龄特征。

心理健康行为包括自我心理调适行为和社会适应性行为两个方面, 中国城市居民在自我心理调适行为方面的得分为67.93分, 在社会适应性行为方面的得分为69.72分, 心理角色调适行为优于心理调适渠道获取行为, 中年心理调适行为水平相对较低。亲密圈子关系行为优于外围人际关系行为, 各年龄群体选择偏向区别明显。

中国城市居民在自我心理调适行为方面的得分为67.93分, 在不同年龄的自我心理调适方面, 中年群体在自我心理调适行为方面表现相对略差, 而青年群体与老年群体在自我心理调适行为方面表现相对较好。41~59岁的中年群体选择均值普遍较低, 在对自己精神状况满意程度方面选择均值仅为4.79分, 低于青年群体与老年群体。老年群体与青年群体选择均值较高, 在自我放松与减压一项, 老年群体选择均值最高, 为4.83分, 在向家人朋友寻求感情支持、需要帮助时有倾诉对象以及自己精神状况三项中, 青年群体选择均值分别为4.85分、4.78分和4.91分, 均高于其他两个群体。总体来看, 中年人自我心理调适行为较差或其年龄阶段社会竞争激烈、工作压力大的环境因素相关(见图5-49)。

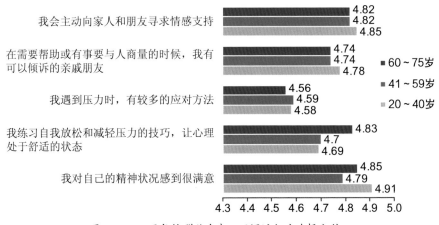

图5-49 不同年龄群体自我心理调适行为选择分值

自我调适行为可分为心理健康渠道行为和心理健康角色行为两个方面。中国城市居民对心理健康渠道行为的选择均值为4.72分，对心理健康角色行为的选择均值为4.795分。两方面得分较为接近，心理健康角色行为的选择均值略高。

受调查者心理健康的角色方面选择均值为4.79分，其中对自己精神状况表示很满意的选择均值较高，为4.85分；通过练习自我放松和减轻压力技巧使自己处于舒适状态的选择均值较低，为4.74分。

受调查者心理健康的调适渠道方面选择均值为4.72分，与心理健康的角色得分较接近，可见目前受调查者在两方面行为的积极性较为相似。其中主动向家人和朋友寻求感情支持的选择均值最高，为4.83分；遇到压力时有较多应对办法的选择均值最低，为4.57分（见图5-50）。表明受调查者虽然会主动寻求情感支持，但是在实际应对压力方面依然较为不足。

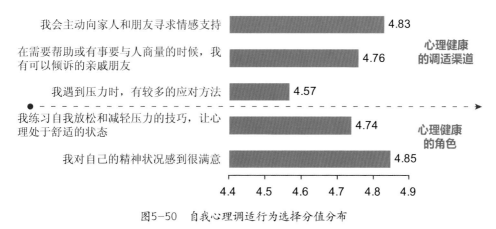

图5-50 自我心理调适行为选择分值分布

心理健康来源于你的需求和你现实的一种平衡，当你的需求高过你的现实时你肯定感觉到郁闷和压力。如果你自己能够很好地看清楚自己，认识到你是这个世界上存在的很渺小的一个，你就会知道你应该能够得到什么东西，你就会有一个自己的平衡。如果出现这种矛盾，我自己的方式是我会跟我的好朋友宣泄。另外我会想办法如何达成我的愿望，我会寻求我的资源，想办法把它完成，如果真的完不成我就把它放下。

（上海 杨女士）

中国城市居民在社会适应性心理行为方面得分为69.7223分。对于不同年龄群体而言,社会适应性心理行为差别较为明显,各个年龄群体表现区别较大。60~75岁的老年群体在与同事邻居交谈、与人相处时感到愉悦和满足亲友需要方面选择均值较中年群体与青年群体高,分别达到了5.02分、5.03分和4.71分;20~40岁的青年群体在交友数量和沟通交往技巧方面表现较好,选择均值为5.00分和4.81分;41~59岁的中年群体选择均值普遍偏低,但在与亲友谈话相处方面以4.93分的选择均值略高于其他两组群体(见图5-51)。

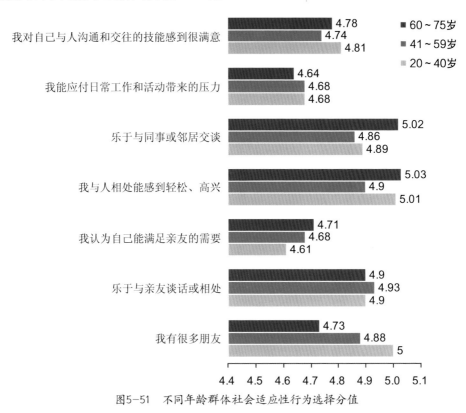

图5-51 不同年龄群体社会适应性行为选择分值

　　社会适应性心理行为可分为外围圈子的人际关系行为和亲密群体的人际关系行为两个方面。中国城市居民外围圈子的人际关系行为选择均值为4.79分,亲密群体的人际关系行为选择均值为4.8575分。说明中国城市居民虽然在外围圈子的沟通与人际关系知识高于亲密群体的人际关系知识,但在具体行为方面亲密群体行为仍然略占优势。

　　受调查者在亲密群体内的人际关系选择均值为4.8575分。其中认为自己与人相处时感到轻松高兴的选择均值最高,为4.98分;乐于与亲友谈话相处的选择均值为4.91分;同时,认为自己能满足亲友需求的选择均值最低,为4.67分。

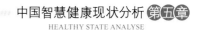

　　受调查者在外围圈子的人际关系选择均值为4.79分,较亲密群体内的人际关系略低。其中受调查者是否乐于与同事或邻居交谈选择均值相对较高,为4.92分;对日常工作和活动压力的应对行为选择均值相对较低,为4.67分(见图5-52)。

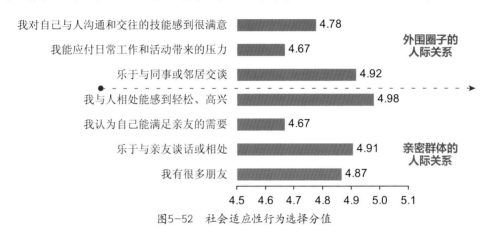

图5-52　社会适应性行为选择分值

　　在亲密群体内的人际关系方面,90%以上的受调查者的行为较为积极,有93.9%的受调查者乐于与亲友谈话相处,有90.5%的受调查者表示有许多朋友。

　　受调查者在外围圈子的人际关系方面同样较为积极,有91.2%的受调查者表示在需要帮助之时有可以商量的对象,91.9%的受调查者表示乐于与同事邻居交谈(见图5-53)。

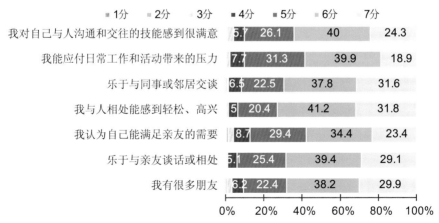

图5-53　社会适应性行为选择分值分布

> 心理健康问题每个人或多或少都有。心理比较健康的人他肯定家庭、事业，包括单位上下之间的关系，方方面面处理得比较融洽，所以他心态就比较好。
>
> （北京　刘先生）

在不同年龄阶段的群体中，41~59岁的中年群体的心理健康行为得分最低，为67.95分；60~75岁老年群体得分为68.31分；青年群体得分最高，为68.42分（见图5-54）。

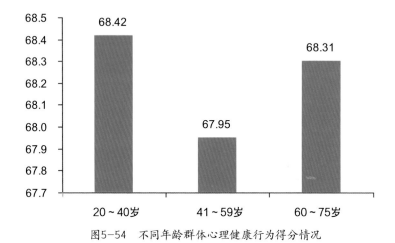

图5-54　不同年龄群体心理健康行为得分情况

调查显示，不同家庭收入的受访者的心理健康行为得分具有一定差异。家庭年收入50万以上的受访者群体的心理健康行为得分最高，为68.50分；其次为家庭年收入2万~5万的受访者群体，得分为68.48分；家庭年收入1万~2万的受调查者群体得分最低，为67.85分。可见家庭收入与心理健康行为能力没有明显相关关系，但低收入群体心理健康行为能力最差（见图5-55）。

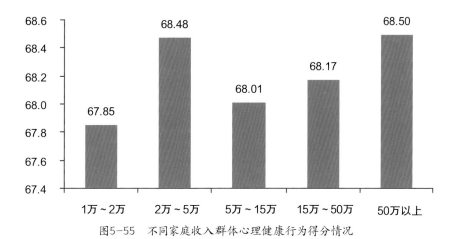

图5-55 不同家庭收入群体心理健康行为得分情况

附 录
APPENDIX

1. 受调查者性别分布

此次调查对象中男性占51.2%，女性占48.8%，与第六次全国人口普查结果中男女比例数据持平（见图附1-1）。

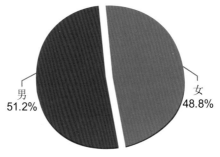

男
51.2%

女
48.8%

图附1-1　受调查者性别分布

2. 受调查者年龄分布

此次调查对象中20~40岁群体占33.1%，41~59岁群体占33.7%，60~75岁群体占33.2%，基本呈均匀分布态势（见图附1-2）。

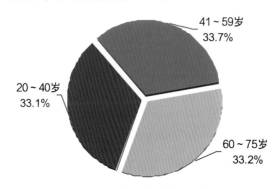

41~59岁
33.7%

20~40岁
33.1%

60~75岁
33.2%

图附1-2　受调查者年龄分布

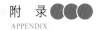
●●●3. 受调查者学历分布

此次调查对象中高中及同等学力占59.5%，大专学历占24.7%，大学本科学历占14.5%，研究生及以上学历占1.2%（见图附1-3）。

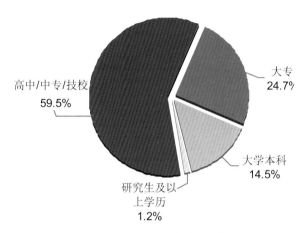

图附1-3　受调查者学历分布

●●●4. 受调查者职业分布

此次调查对象中，退休者比例最高，占21.66%，这与老年群体普遍处于退休状态相关；其次为私营企业经营者，占16.31%；再次为企事业单位普通职员，占15.39%（见图附1-4）。

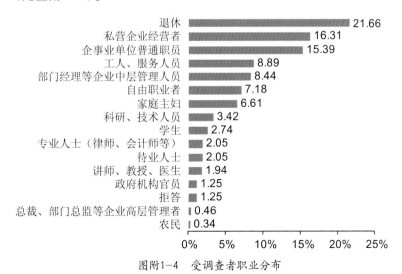

图附1-4　受调查者职业分布

●●●●5. 受调查者家庭年收入分布

此次调查对象中，家庭年收入在5万~15万元的群体最多，占31.4%；其次为家庭年收入在2万~5万元群体，占25%；家庭年收入在15万~50万元群体和家庭年收入50万元以上群体比例持平（见图附1-5）。

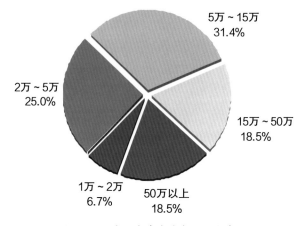

图附1-5　受调查者家庭年收入分布

参考文献

REFERENCES

[1] Cox C. The health self-determinism index[J]. Nursing Research,1985, 34:177-183.

[2] Dacey M, Baltzell A, Zaichkowsky L. Older adults' intrinsic and extrinsic motivation toward physical activity[J]. American Journal of Health Behavior, 2008, 32: 570-582.

[3] 张鼎昆, 方俐洛, 凌文辁.自我效能感的理论及研究现状[J].？, 7(1):39.

[4] 孙晓敏, 薛刚.自我管理研究回顾与展望[J].心理科学进展, 2008(1):116.

[5] 黄菲菲, 赵秋利, 韩焕烨.成年人健康自我管理测评工具的研究进展[J].护理学杂志, 2010(1):93.

[6] 徐小燕, 赵力燕. 健康动机的研究进展与展望 [J].心理科学进展, 2010(9):1496-1502.

[7] 黄菲菲, 赵秋利, 韩炬烨.成年人健康自我管理测评工具的研究进展[J].护理学杂志, 2010,25(1)(综合版):93-96.

[8] 黄菲菲, 赵秋利, 沈晓颖等.成年人健康自我管理能力测评量表条目的初步筛选[J].护理学杂志, 2011,26(2)(外科版):40-42.

[9] 肖瓅, 李英华, 陈国永等.健康素养综合指数的研制[J].中国健康教育, 2009,25(2):103-105.

[10]李日邦, 王五一, 谭见安等.中国国民的健康指数及其区域差异[J].人文地理, 2004, 13(3):64-68.

[11]黄菲菲, 赵秋利, 韩炬烨.Delphi法在建立成年人健康自我管理能力测评指标体系中的应用[J].中国护理管理, 2011,11(3):26-30.

[12]方集.基于因子分析法的品牌定位测评模型构建及实证研究.重庆大学, 2005.

[13]王庆其.健康之道, 法于自然.[J].中医药文化, 2012年(2):27-30.

[14]余志琪, 潘红霞, 董静梅.美国体适能的学科发展对中国体质健康测评体系的启示[J].广州体育学院学报, 2011,31(1):42-46.

[15]刘晓莉.日本预防控制慢性病新型健康管理模式的研究及启示.重庆医科大学, 2010.

[16]陈志远，吕晓华.新型保健模式——智慧健康[J].现代预防医学，2011,38(19):3964.

[17]麦润汝.亚健康状态测评表的初步建立.广州中医药大学, 2008.

[18]王萍，毛群安，陶茂萱，等. 2008年中国居民健康素养现状调查[J].中国健康教育， 2010, 26(4):243-246.

[19]罗龙，陈万胜，李换好. 广东省佛山市居民健康素养影响因素研究[J].中国健康教育， 2010, 26(5):344-347.

[20]夏庆华，覃世龙，余惠红. 湖北省2008年健康素养调查数据分析[J].中国健康教育, 2011, 27(2):91-94.

[21]孙琦，陈俊国. 健康素养的内涵及影响因素分析[J].西北医学教育, 2009, 17(2):316-317.

[22]孔燕，沈菲飞. 健康素养内涵探析[J].医学与哲学(人文社会医学版), 2009, 30(3):17-19.

[23]邹思梅，方小衡，林德南，等. 健康素养研究进展[J].中国健康教育, 2010, 26(7):537-545.

[24]段纪俊，李俊林，严亚琼，等. 健康素养指标的分析评价探讨[J].中国社会医学杂志, 2010, 27(6):380-381.

[25]张士靖，杜建. 健康信息素养应成为中国公众健康素养促进的关键点[J].医学信息学杂志, 2010, 31(2):45-49.

后 记

EPILOGUE

健康是人类永恒的话题，而关注民众健康也体现了社会的进步，《2013中科诺奖智慧健康指数报告》是针对中国人的生活方式、健康状况而开展的健康研究项目，项目自2012年12月启动，历时8个月，调查遍及全国100多座城市。本项目得到了各级政府、协会、老龄委的大力支持和帮助，在此向他们表达我们诚挚的谢意。

在项目研究中得到了多位专家、社会机构、以及企业家的支持与帮助，特别感谢赵百孝、宋海峰、魏跃、黄允瑜、王明华、谢汝石、袁岳等专家对指标体系的贡献。尤其感谢朱庆生部长、袁岳博士为本书作序，同时感谢张凤楼理事长、傅翠和少将、胡锦华会长、陈积芳主任、魏立新主任对本书的大力推荐。

特别感谢上海诺鼎生物科技有限公司的合作伙伴，是你们的积极组织与配合，这项研究才得以顺利进行。更要感谢全国各地接受本次项目深访与调查的人们，是你们的认真配合，给予了我们真实而宝贵的建议。

最后特别感谢零点前进策略公司的研究团队，以及浙江大学出版社的鼎力支持。

诚挚感谢社会各界对本次项目的深切关注，而中科诺奖智慧健康指数项目将会长期做下去，持续为国人提供健康指导。本次调研范围广、时间仓促，难免挂万漏一，望有识之士积极提供宝贵意见，为中国人的健康事业献计献策。

张 标

2014年1月